Prof. Dr. med. Jürgen Fischer

Das Arthrose-Stopp-Programm

Weniger Schmerzen und mehr Beweglichkeit

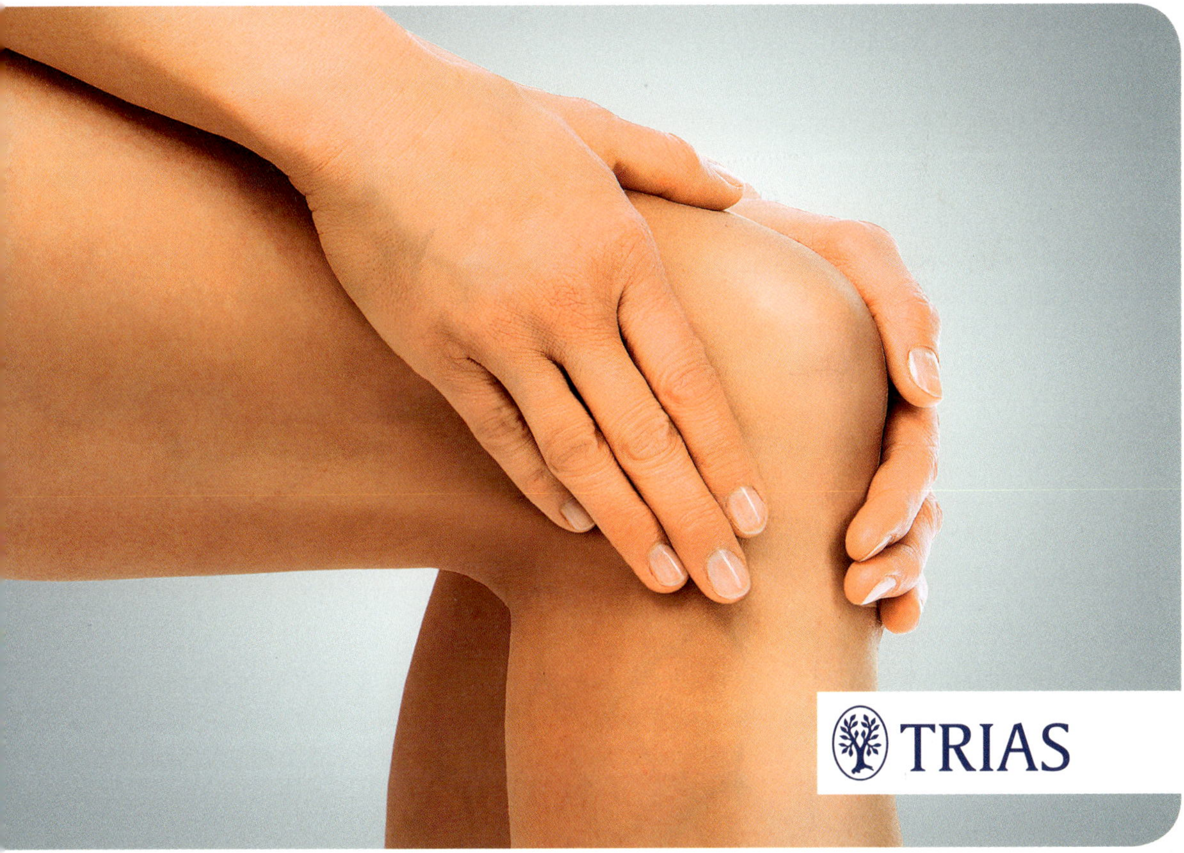

TRIAS

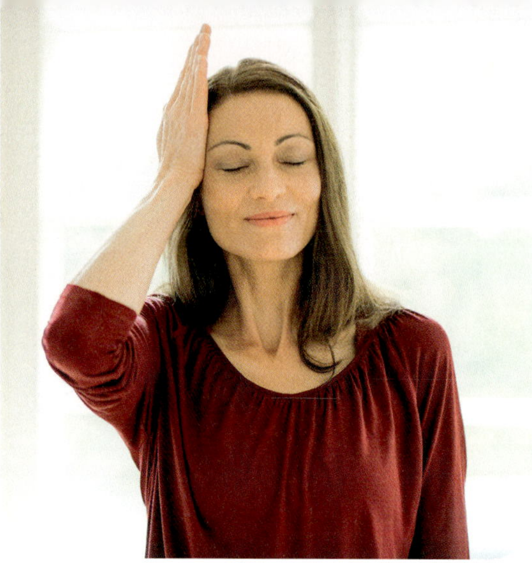

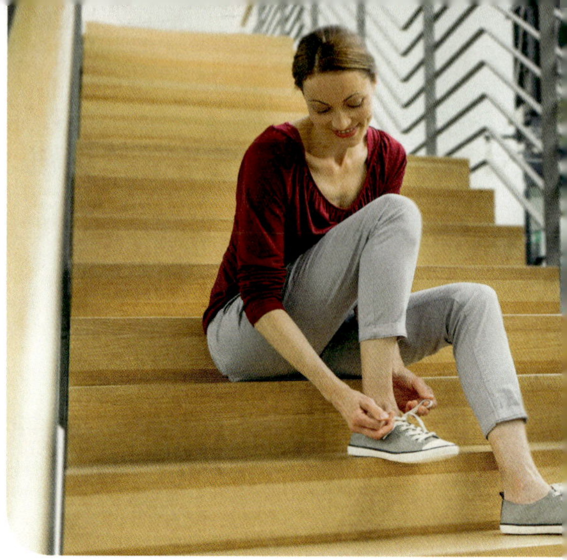

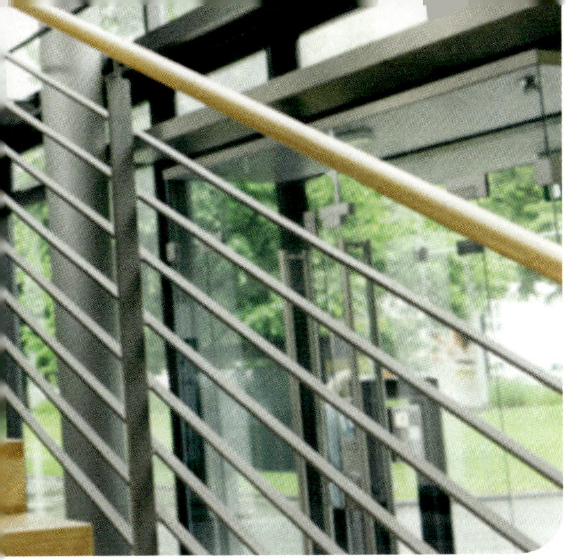

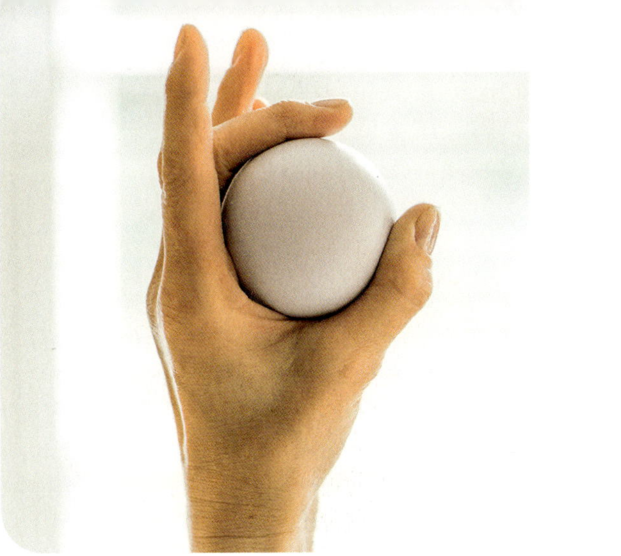

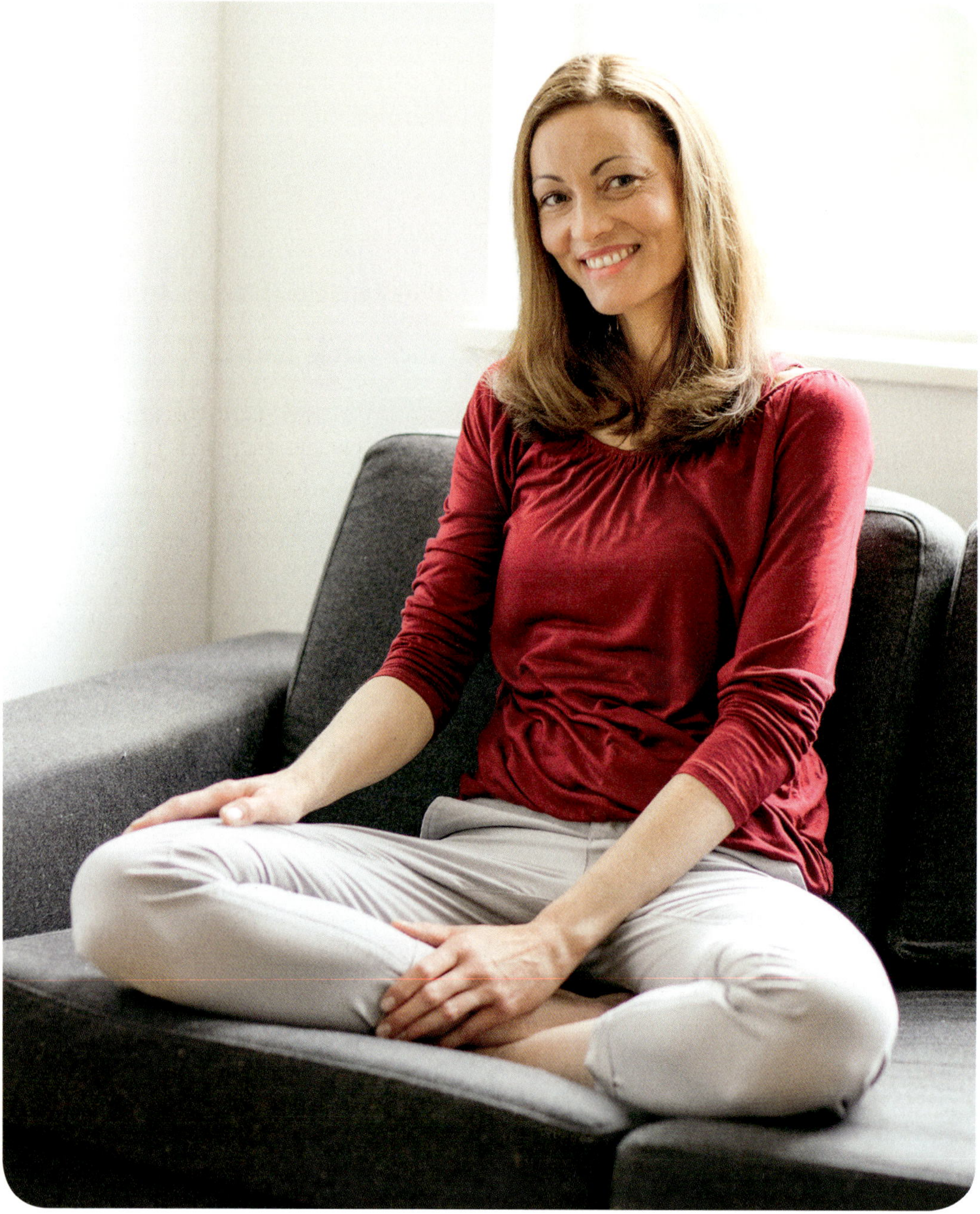

Liebe Leserin, lieber Leser,

Arthrose ist eine Erkrankung der Gelenke, die die Gelenkknorpel langsam zerstört, das Gelenk verformt und darüber eine Störung der Funktion bringt. Früher hieß es, dass die Arthrose eine fortschreitende Erkrankung sei, die fast unbeeinflussbar voranschreitet. Neuere Untersuchungen zeigen aber, dass wir den Verlauf einer Arthrose verlangsamen oder gar stoppen können. Die Wirkung der medikamentösen Behandlungen wird oft überschätzt. Was wir hingegen oft unterschätzen, ist der Einfluss mechanischer Faktoren sowie Verhalten und Gewohnheiten.

Das Buch fasst für Sie die wirkungsvollsten Ratschläge von Orthopäden, Unfallchirurgen, Physiotherapeuten, Sportpädagogen und Heilpraktikern zusammen. Wenn Sie diese Ratschläge konsequent beachten, können Sie den Verlauf einer Arthrose tatsächlich verlangsamen oder stoppen.

Lesen Sie zunächst darüber, wie Gelenke aufgebaut sind und wie raffiniert sie funktionieren. Danach haben Sie die Möglichkeit, Ihr persönliches Risiko für eine Arthrose zu ermitteln. Nach Tipps zur Arthrosebehandlung, die allen Gelenken helfen können, erhalten Sie spezielle Ratschläge zu den einzelnen Gelenken.

Prof. Dr. med. Jürgen Fischer

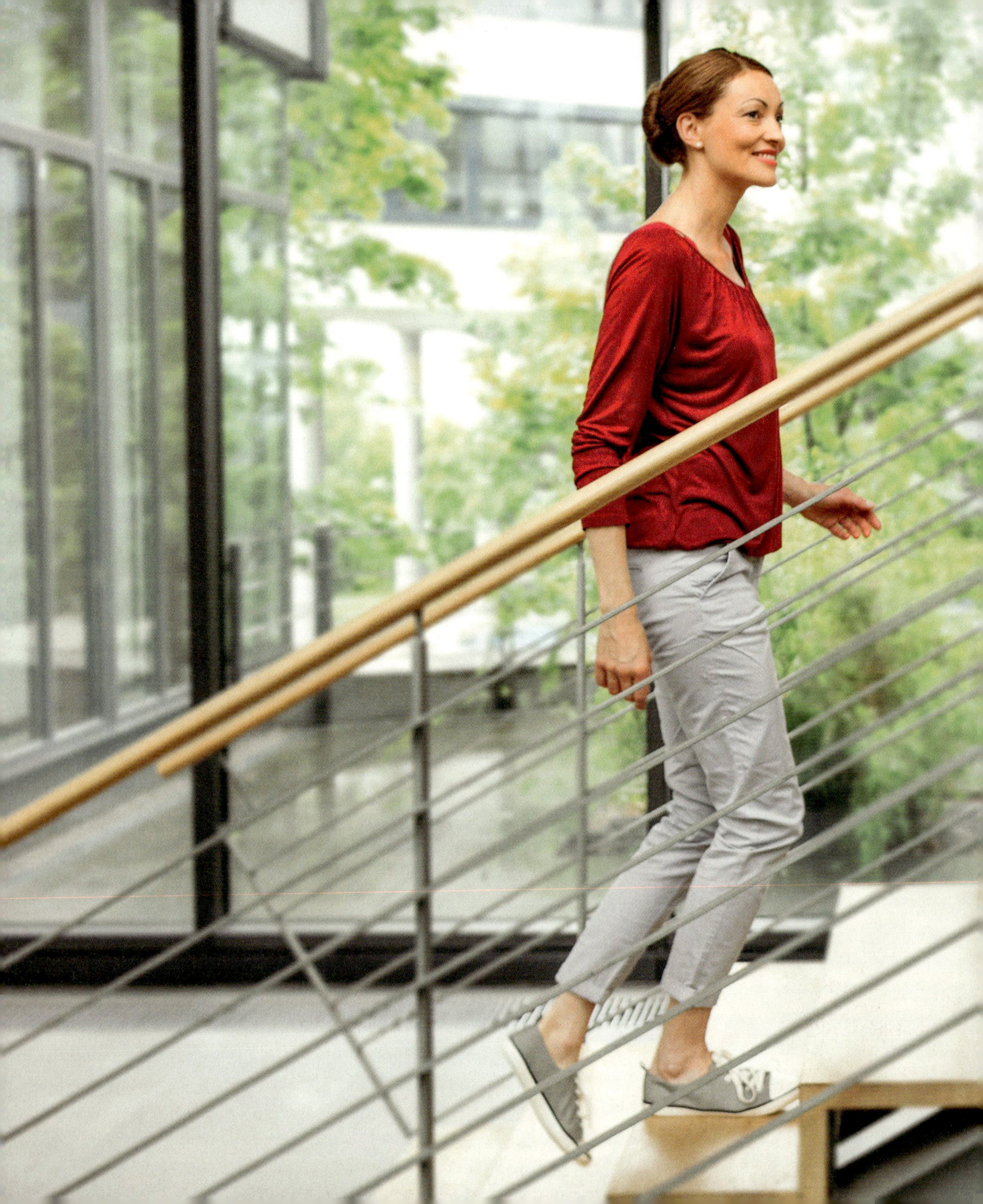

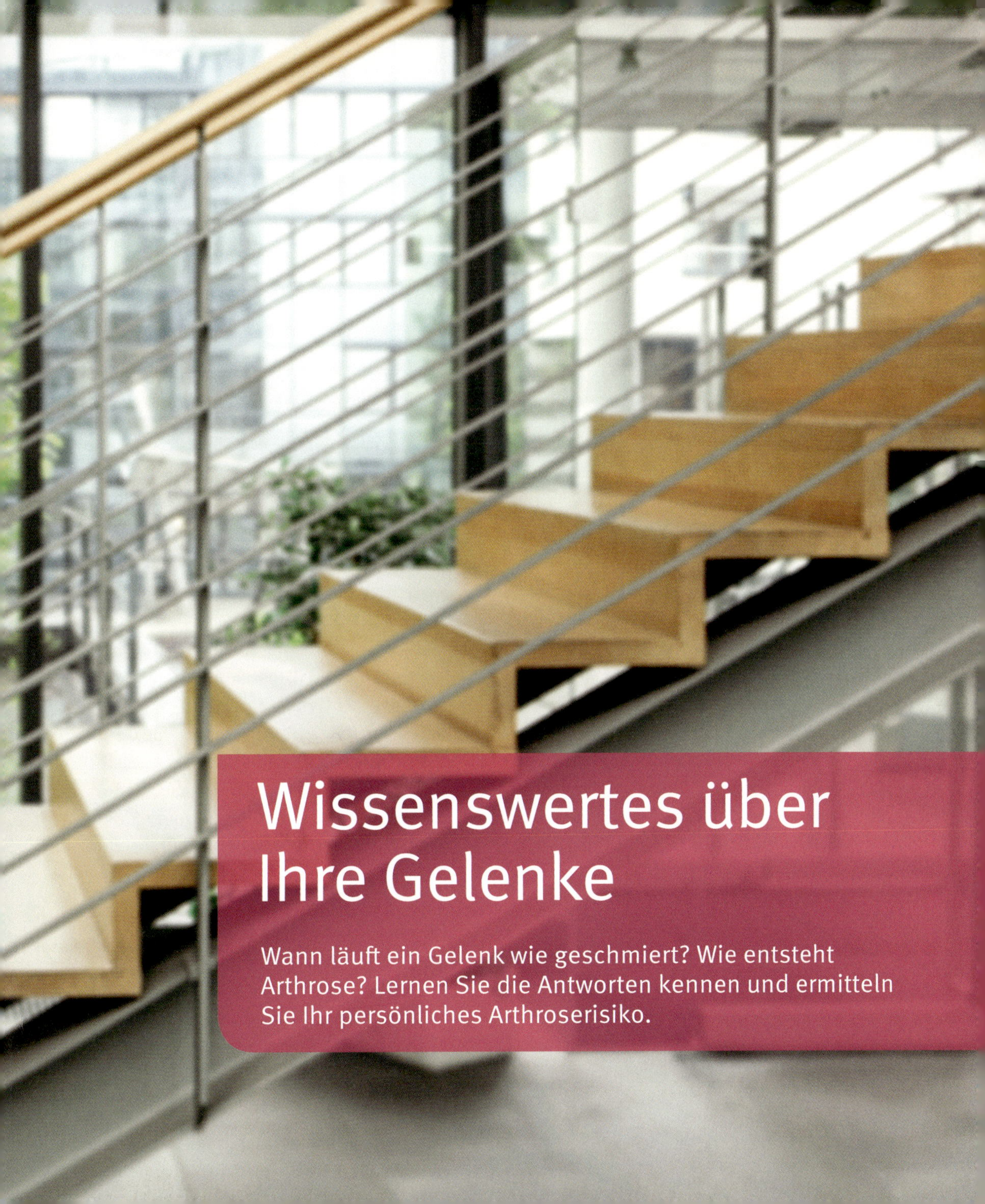

Wissenswertes über Ihre Gelenke

Wann läuft ein Gelenk wie geschmiert? Wie entsteht Arthrose? Lernen Sie die Antworten kennen und ermitteln Sie Ihr persönliches Arthroserisiko.

So arbeiten die Gelenke

Gelenke sind raffiniert aufgebaut – sie ermöglichen Bewegung und sind gleichzeitig stabil. Diese Struktur sorgt dafür, dass Sie sich effizient fortbewegen können.

Tragende Bestandteile unseres Körpers sind die Knochen. Knochen sind sehr widerstandsfähig, stabil und stark belastbar.

Die Bewegungen und Verbindungen der Knochen untereinander stellen Gelenke sicher. Ein Gelenk verbindet also zwei gegeneinander bewegliche Knochen. Jedes Gelenk ist von seinem Grundaufbau her gleich.

Der Knochen ist am Ende von einer glatten Struktur, dem Knorpel, überzogen. Knorpel ist zähes, plastisches Gewebe, das formbar ist. Es kann Stöße abfedern, Druck aufnehmen und gleichförmig verteilen.

Zwischen den Gelenkknorpeln zweier Knochen befindet sich eine zähe Flüssigkeit, die Gelenkschmiere oder Synovialflüssigkeit heißt. Die Gelenkschmiere wird von der Gelenkinnenhaut gebildet, die das Gelenk umschließt. Die Gelenkschmiere ist fast ölartig und enthält die Nährstoffe, die für die Ernährung des Knorpels wichtig sind. Außerdem reduziert die Gelenkschmiere die Reibung der Knorpelflächen auf ein Minimum.

Die Gelenkkapsel, ein festes Bindegewebe, schützt das gesamte Gelenk. Stabile Bänder sichern die Gelenke zusätzlich passiv. Die aktive Stabilisierung übernehmen Muskeln und Sehnen, die sowohl die Be-

wegung wie die dynamische Stabilisierung des Gelenks gewährleisten.

Unser Körper besitzt verschiedene Gelenktypen. Je nach Form ist der Bewegungsfreiraum unterschiedlich groß:

- Beim Scharniergelenk (z. B. das Ellenbogengelenk) haben wir einen Freiheitsgrad, d. h. Beuge- und Streckbewegungen sind möglich.
- Beim Sattelgelenk (z. B. Daumengrundgelenk) sind zwei Freiheitsgrade vorhanden. Wir können den Daumen beugen und strecken, anlegen, an- und abspreizen.
- Das Kugelgelenk (z. B. das Schultergelenk) besitzt mit drei Freiheitsgraden den größten Bewegungsraum für Vorwärts-/Rückwärts-Bewegung, Abspreizung/Anwinklung und Innen-/Außendrehung. Es erlaubt die größtmögliche Bewegungsfreiheit.

Wie Arthrose entsteht

Gelenke verschleißen durch alltägliche Belastungen. Das Ausmaß dieses natürlichen Prozesses ist davon abhängig, wie widerstandsfähig und regenerationsfähig das Gewebe von Geburt an ist, wie sehr wir es beanspruchen und welchen schädigenden Belastungen es im Lauf des Lebens ausgesetzt wird.

Die Ursachen für die Abnutzung eines Gelenks sind vielfältig, wie Ihnen auch der »Risikocheck« (Seite 16) zeigt. Häufig beginnt der Prozess mit minimal kleinen, zunächst unbemerkten Störungen der Knorpeloberfläche, sogenannten Kleinstverletzungen (Mikrotrauma). Aber auch Infektionen, Entzündungen sowie Stoffwechselstörungen können eine Arthrose verursachen.

Der Knorpel unserer Gelenke wird auf zwei Wegen mit Nährstoffen versorgt: zum einen über das Blut und zum anderen findet der Nährstoffaustausch auch während der Be- und Entlastung statt. Das können Sie sich wie das Prinzip eines Schwamms vorstellen: Er gibt unter Druck seine Flüssigkeit ab und saugt sie wieder auf, sobald der Druck nachlässt. Genau so arbeitet ein Knorpel: Unter Belastung, also Druck, gibt er Flüssigkeit ab und bei Entlastung nimmt er sie – und damit Nährstoffe – wieder auf.

Darüber hinaus ist diese Wechselbelastung notwendig, um eine optimale Gewebestruktur des Knorpels zu garantieren.

So ist ein Gelenk aufgebaut – ist es gesund, arbeitet es reibungslos.

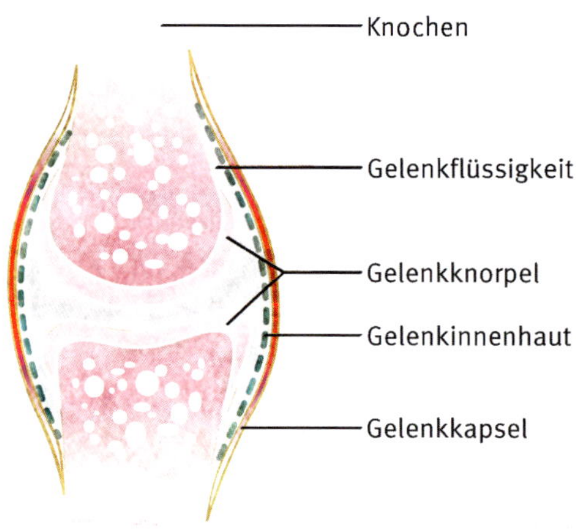

Bei einer Arthrose ist dieser Stoffaustausch gestört.

Was spielt sich im Gelenk ab?

Arthrotische Veränderungen entstehen so: Schädigende Faktoren belasten Zellen,

Verschiedene Gelenke besitzen verschiedene Möglichkeiten der Bewegung.

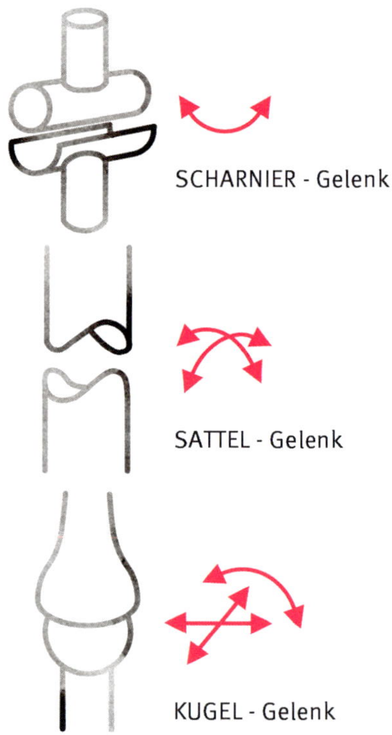

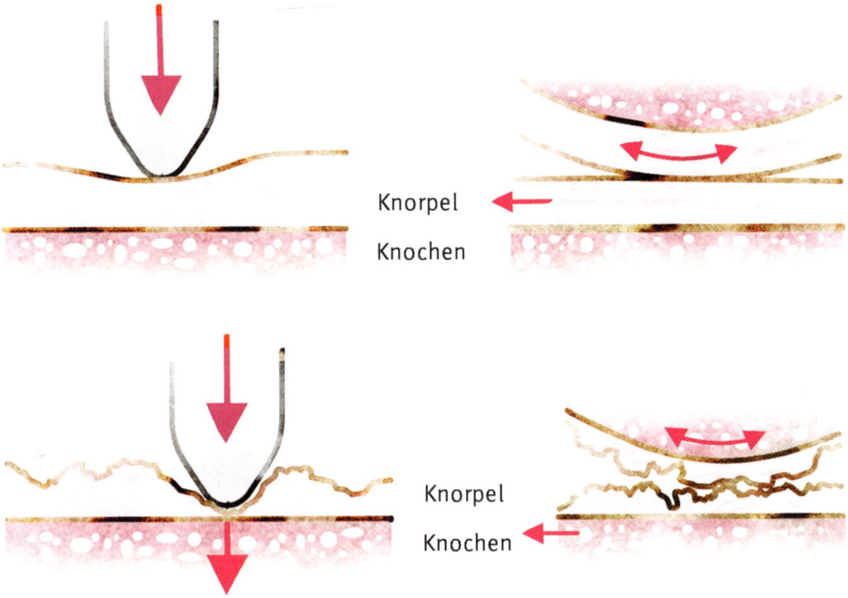

Ein gesundes und ein arthrotisch verändertes Gelenk im Vergleich – die Reibung im erkrankten Gelenk ist ungleich höher.

meist an der Oberfläche des Knorpels, und diese sterben ab. Die glatte Oberfläche, die für ein reibungsfreies Gleiten notwendig ist, geht verloren. Generell gilt: Je größer die Kraft ist, die auf ein Gelenk einwirkt, umso höher ist die Belastung für den Knorpel. Das macht sich vor allem dann bemerkbar, wenn die Knorpeloberfläche nicht mehr glatt, sondern rau ist. Der Reibungswiderstand nimmt zu.

Um sich klarzumachen, was da passiert, können Sie zwei Schmirgelpapierblätter locker übereinanderlegen und verschieben, wobei Sie eine feine Reibung bemerken werden. Wenn Sie dann die Schmirgelpapierflächen fest gegeneinanderpressen und versuchen, sie zu bewegen, stellen Sie fest: Das ist fast unmöglich. Darüber hinaus reiben Sie feine Oberflächenteilchen ab.

Ähnlich laufen Reibungsvorgänge in einem arthrotischen Gelenk ab. Bei hohen Drücken und gleichzeitiger Bewegung treten erhebliche Reibebelastungen an der Oberfläche auf. Die Zwischenzellsubstanz, die die Elastizität des Knorpels mit bedingt, wird schlechter oder nicht mehr gebildet. Die Fähigkeit des Knorpels, Wasser zu speichern, geht verloren. Der Knorpel verliert seine Elastizität und damit seine Belastbarkeit. Die Zwischenzellsubstanz besteht aus verschiedenen Fasern im Bindegewebe, die Zug und Druck ausgleichen können.

In diesem Prozess gelangen auch häufig kleine, freie Knorpelanteile in den Gelenkspalt, was zu zusätzlichen Reibungen, Blockaden oder Entzündungen im Gelenk führen kann. Die erhöhte Reibung an der Oberfläche und die entstehende Entzündung schädigen den verbliebenen Knorpel weiter. Es kommt zur Arthrose.

Typische Zeichen von Arthrose sind:

- Steifigkeit zu Beginn von Bewegungen und nach Pausen (Anlaufschmerz)
- Ermüdungsschmerz
- kälte- und nässeabhängige (witterungsabhängige) Schmerzen
- Gelenkgeräusche bei Belastungen
- Entzündungen (Überwärmung und Schwellung)
- Verformung der Gelenke

Verbreitung der Arthrose

Insgesamt leiden etwa neun Millionen Bundesbürger an stummen oder aktivierten Arthrosen. Die größte Häufigkeit sehen wir mit 60 Prozent an der Wirbelsäule, gefolgt von 25 Prozent an den Kniegelenken sowie ungefähr 20 Prozent an den Hand- und Fingergelenken.

Risikocheck

Mehrere Faktoren beeinflussen Ihr Risiko, an einer Gelenkarthrose zu erkranken. Die folgende Checkliste erlaubt Ihnen, Ihr Risikoprofil zu ermitteln.

Hinweis: Neben den Markierungskästchen für »Ja« befinden sich verschiedene Ziffern. Addieren Sie diese Ziffern aller mit »Ja« beantworteten Fragen. Darüber können Sie sich in eine der vier Risikogruppen einordnen.

Der Risikocheck nach Prof. Dr. med. Jürgen Fischer

Beschwerden	Nein	Ja	Punkte
Spüren Sie beim Treppengehen Schmerzen in den Knien?	☐ 0	☐ 2	☐
Haben Sie Schmerzen im Fuß, nachdem Sie eine Weile barfuß gegangen sind oder Schuhe mit harten Ledersohlen getragen haben?	☐ 0	☐ 1	☐
Sind Ihre Finger morgens steif?	☐ 0	☐ 2	☐
Bereitet Ihnen das Wenden des Kopfes im Auto Schmerzen oder ist die Beweglichkeit des Kopfes eingeschränkt?	☐ 0	☐ 2	☐
Leiden Sie seit Ihrer Kindheit an einer Sehstörung in Form von Schielen?	☐ 0	☐ 1	☐
Leiden Sie an Übergewicht?	☐ 0	☐ 1	☐
Arbeiten Sie in Ihrem Beruf überwiegend in gebückter Haltung?	☐ 0	☐ 1	☐
Haben Sie im Kindesalter länger als drei Jahre Ballettunterricht erhalten?	☐ 0	☐ 1	☐
Mussten Sie als Kleinkind eine Spreizhose tragen?	☐ 0	☐ 1	☐
Haben Sie nach längerer gebückter Tätigkeit tief sitzende Kreuzschmerzen?	☐ 0	☐ 1	☐
Neigen Sie verstärkt zu Blutungen?	☐ 0	☐ 1	☐
Leiden Sie unter Lähmungen der Arme oder Beine?	☐ 0	☐ 2	☐
Leiden Sie unter einer einseitigen Schwerhörigkeit?	☐ 0	☐ 1	☐
Sind Sie weiblich und ist Ihre Regelblutung beendet (Menopause)?	☐ 0	☐ 1	☐
Leiden Sie an einer Schuppenflechte-Erkrankung?	☐ 0	☐ 1	☐
Haben Sie chronische Störungen der Gefühlswahrnehmung, sogenannte Empfindungsstörungen, an den Händen oder Füßen (Polyneuropathie)?	☐ 0	☐ 1	☐

Beschwerden	Nein	Ja	Punkte
Ist Ihr Harnsäurespiegel erhöht?	☐ 0	☐ 2	☐
Haben Sie im Jugendalter länger als fünf Jahre Leistungssport betrieben?	☐ 0	☐ 1	☐
Haben Sie im Lauf Ihres Lebens einen Knochenbruch mit Gelenkbeteiligung erlitten?	☐ 0	☐ 3	☐
Leiden Sie unter O- oder X-Beinen?	☐ 0	☐ 2	☐
Sind Sie in Ihrem Alltagsleben chronischen Erschütterungen, z. B. durch einen Presslufthammer, ausgesetzt?	☐ 0	☐ 1	☐
Leiden Sie unter starken Knick-, Spreiz- oder Plattfüßen?	☐ 0	☐ 1	☐
Wurde eine Wirbelsäulen-OP durchgeführt?	☐ 0	☐ 2	☐
Arbeiten Sie im Beruf seit über zehn Jahren ständig in Nässe, Kälte oder Zugluft?	☐ 0	☐ 1	☐
Wurde bei Ihnen eine Meniskusteil- oder -vollentfernung durchgeführt?	☐ 0	☐ 3	☐
Rauchen Sie regelmäßig täglich mehr als zehn Zigaretten?	☐ 0	☐ 1	☐
Wurde bei Ihnen im Lauf des Lebens eine Gelenkruhigstellung über längere Zeit (z. B. sechs Wochen Gips) durchgeführt?	☐ 0	☐ 1	☐
Haben Sie im Lauf Ihres Lebens länger als ein Jahr Kortison eingenommen?	☐ 0	☐ 1	☐
Haben Sie im Lauf Ihres Lebens mehr als fünf Jahre eine der folgenden Sportarten ausgeübt: Hallenhandball, Fußball, Squash, Gewichtheben, Boxen oder Judo?	☐ 0	☐ 1	☐
Haben Sie wiederholt geschwollene Gelenke?	☐ 0	☐ 2	☐
Sind Sie älter als 50 Jahre?	☐ 0	☐ 1	☐
Hatten Sie als Jugendlicher zeitweise Kniebeschwerden?	☐ 0	☐ 1	☐

Beschwerden	Nein	Ja	Punkte
Haben Sie eine nicht ausgeglichene Beinlängendifferenz über einen Zentimeter?	☐ 0	☐ 1	☐
Ist einer Ihrer Elternteile an chronischem Rheuma erkrankt?	☐ 0	☐ 1	☐
Sind Sie beruflich täglich länger als vier Stunden mit einem Lkw unterwegs?	☐ 0	☐ 1	☐
Ist bei Ihnen eine sogenannte Gelenkmaus (ein freier Gelenkkörper, z. B. bestehend aus Knorpel) bekannt?	☐ 0	☐ 2	☐
Besteht bei Ihnen eine Störung des Fettstoffwechsels?	☐ 0	☐ 1	☐
Haben Sie im Lauf Ihres Lebens eine Bänderverletzung mit Gelenkinstabilität erlitten?	☐ 0	☐ 2	☐
Sind Sie im Lauf Ihres Lebens an einer eitrigen Gelenkerkrankung erkrankt?	☐ 0	☐ 3	☐
Wurde bei Ihnen in ein Gelenk mehr als dreimal Kortison injiziert?	☐ 0	☐ 2	☐
Leidet einer Ihrer Elternteile an einer Verformung oder Steifheit der Fingergelenke?	☐ 0	☐ 2	☐
Leiden Sie unter schweren Krampfadern?	☐ 0	☐ 1	☐
Leiden Sie unter einer Skoliose (Wirbelsäulenverkrümmung)?	☐ 0	☐ 1	☐
Haben Sie im Lauf Ihres Lebens einen Bandscheibenvorfall erlitten?	☐ 0	☐ 1	☐
Üben Sie beruflich eine kniende Tätigkeit (täglich mehr als drei Stunden) z. B. als Fliesenleger aus?	☐ 0	☐ 1	☐
Wurde einem Ihrer Elternteile ein künstliches Gelenk implantiert?	☐ 0	☐ 2	☐
Ist bei Ihnen eine Bindegewebsschwäche bekannt?	☐ 0	☐ 1	☐
Leiden Sie seit mehr als zehn Jahren an Diabetes?	☐ 0	☐ 1	☐
Ist bei Ihnen eine Abspreizhemmung der Beine vorhanden?	☐ 0	☐ 1	☐
Gesamt:			☐

Auswertung

1–3 Punkte: Risikogruppe I Ihr Risiko, an einer Arthrose zu erkranken, ist nicht besonders erhöht. Die im Buch beschriebenen Tipps können Sie als vorbeugende Maßnahmen anwenden.

4–6 Punkte: Risikogruppe II Die Wahrscheinlichkeit, dass Sie im Lauf Ihres Lebens an einer Arthrose erkranken, ist leicht erhöht. Sie sollten daher im Alltag vermehrt auf gelenkschonende Verhaltensweisen achten. Versuchen Sie, vor allem wiederkehrende Belastungen zu vermeiden, und achten Sie auf mögliche Faktoren in Ihrem Alltag, die Ihre Gelenke schädigen können.

7–9 Punkte: Risikogruppe III Ihr Risiko, an einer Arthrose zu erkranken, ist deutlich erhöht. Sie sollten damit rechnen, dass durch Arthrose bedingte Alltagseinschränkungen auf Sie zukommen. Stellen Sie sich auch darauf ein, dass Sie womöglich eine eingeschränkte Beweglichkeit ausbilden werden und Ihre Belastbarkeit gemindert werden könnte. Der Rat: Treten bei Ihnen erste Beschwerden auf, konsultieren Sie früh einen Arzt. Üben Sie regelmäßig eine gelenkschonende sportliche Aktivität aus. Welche geeignet sind, zeigt Ihnen »Qual der Wahl: Welche Sportart ist die richtige« (Seite 30). Im Alltag sollten Sie auf entsprechende Verhaltensweisen achten.

Mehr als 9 Punkte: Risikogruppe IV Sie zählen zu den Hochrisikopatienten! Sehr wahrscheinlich erkranken Sie im Lauf Ihres Lebens an einer Gelenkarthrose. Wir empfehlen Ihnen einen Check-up bei Ihrem Orthopäden oder Hausarzt, der die aktuelle Situation der Gelenke erfasst. Die besonders betroffenen Gelenke können Sie und Ihr Therapeut so bereits frühzeitig therapieren. Achten Sie unbedingt auf gelenkfreundliches Alltagsverhalten und umgehen Sie jegliche schädigenden Einflüsse auf die Gelenke.

Risiko kennen, Therapie starten

Dass Sie Ihr individuelles Arthroserisiko über den Test ermittelt haben, ist enorm wichtig. Im Gelenk sind oft schon erhebliche Schäden eingetreten, bevor die Krankheit symptomatisch wird – d. h., bevor Sie die Schäden überhaupt wahrnehmen. Gleichzeitig gilt: Je früher eine Arthrose behandelt wird, umso effizienter ist die Therapie und umso sicherer können Sie Spätschäden hinauszögern oder vermeiden.

Zeit für Vorbeugung nutzen

Leichte Gelenkschäden bedürfen nur geringer Behandlungen und Berücksichtigung im Alltag. Schwere Gelenkschäden benötigen intensive therapeutische Maßnahmen und Sie sollten Ihren Alltag zielgerichtet auf die Arthrose hin gestalten. Die moderne Medizin ist zunehmend nicht eine allgemeine Medizin für alles, sondern eine individuelle, die Behandlungen auf das persönliche Krankheitsrisiko bzw. die persönliche Krankheitsform ausrichtet.

Bricht sich z. B. ein junger Fußballer das Sprunggelenk und kann das Gelenk nicht optimal wiederhergestellt werden, entstehen häufig Stufen oder Holprigkeiten in der Gelenkfläche. Sie begründen ein enorm hohes Risiko, an einer Arthrose im Sprunggelenk zu erkranken. Denn Rauigkeiten der Gelenkfläche in stark belasteten Gelenken – wie dem Sprunggelenk – führen in 100 Prozent der Fälle zu schweren Arthroseschäden. Bei diesem jungen Mann setzt heutzutage Vorbeugung sehr, sehr früh ein. Und zwar, bevor Symptome einer entstehenden Arthrose überhaupt vorhanden sind Dadurch bleiben dem Betroffenen oft schwere Gesundheitsschäden, Schmerzen und Einschränkungen im Alltag erspart.

Sollten Sie sich bei der Ermittlung Ihres persönlichen Arthroserisikos in die Risikogruppe III oder IV eingeordnet haben, geben Ihnen die folgenden Ratschläge eine Möglichkeit, Ihr Arthroseschicksal selbst in die Hand zu nehmen.

Beachten Sie die Zehn-Sekunden-Regel!

Gelenke leben von der Bewegung. Ein ständiger Wechsel zwischen Be- und Entlastung ist für den Knorpelaufbau und eine optimale Ernährung notwendig. Die gelenkführende Muskulatur sollte gut trainiert sein. Sie sollten die Muskulatur eines von Arthrose betroffenen Gelenks täglich bewegen.

Nach der »Zehn-Sekunden-Regel« folgt auf eine Anspannungszeit von zehn Sekunden eine gleich lange Entspannungsphase. Dieser Wechsel aus kurzer Anspannung und entsprechend kurzer Entlastung garantiert ein Training ohne Gelenkbelastung.

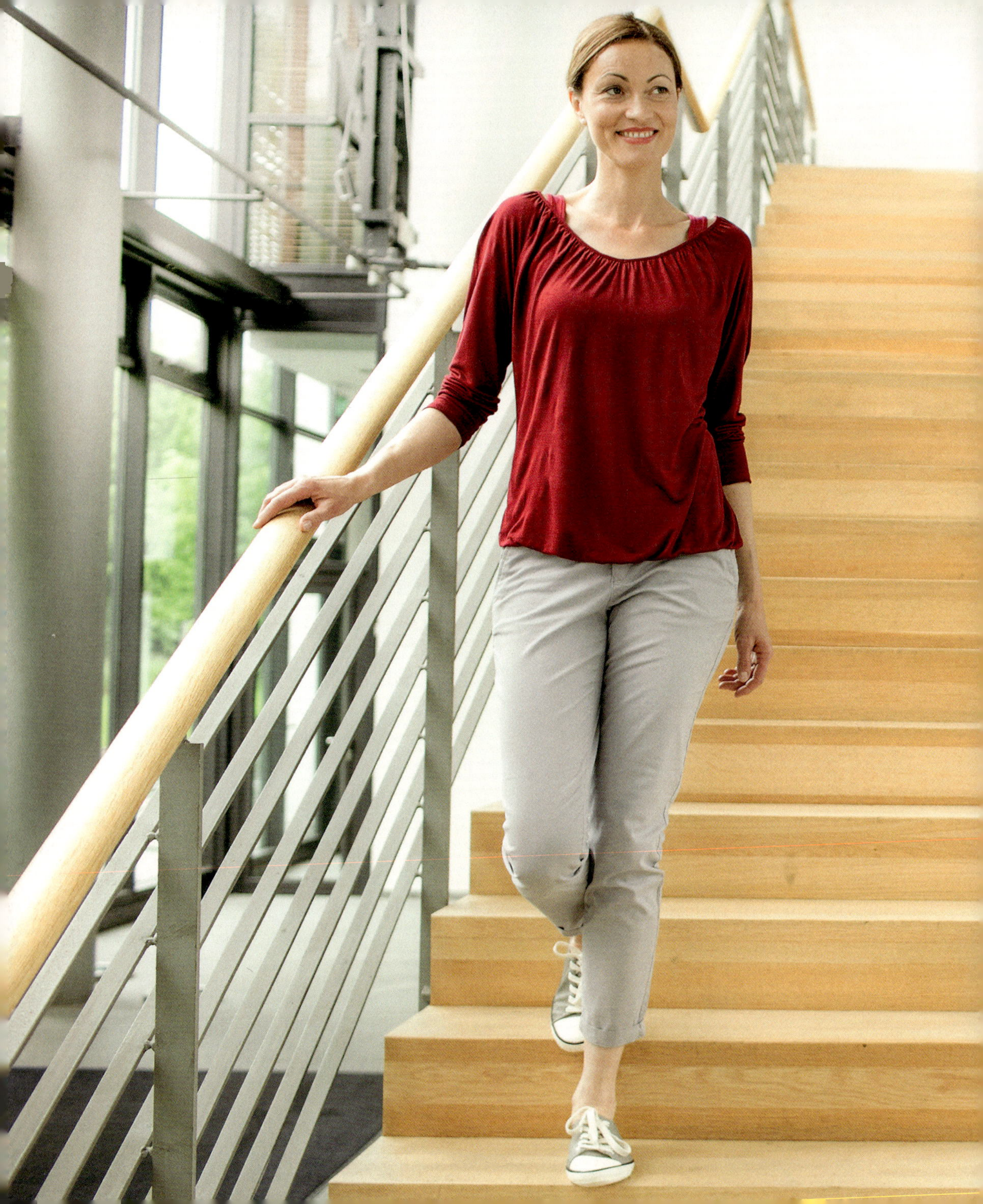

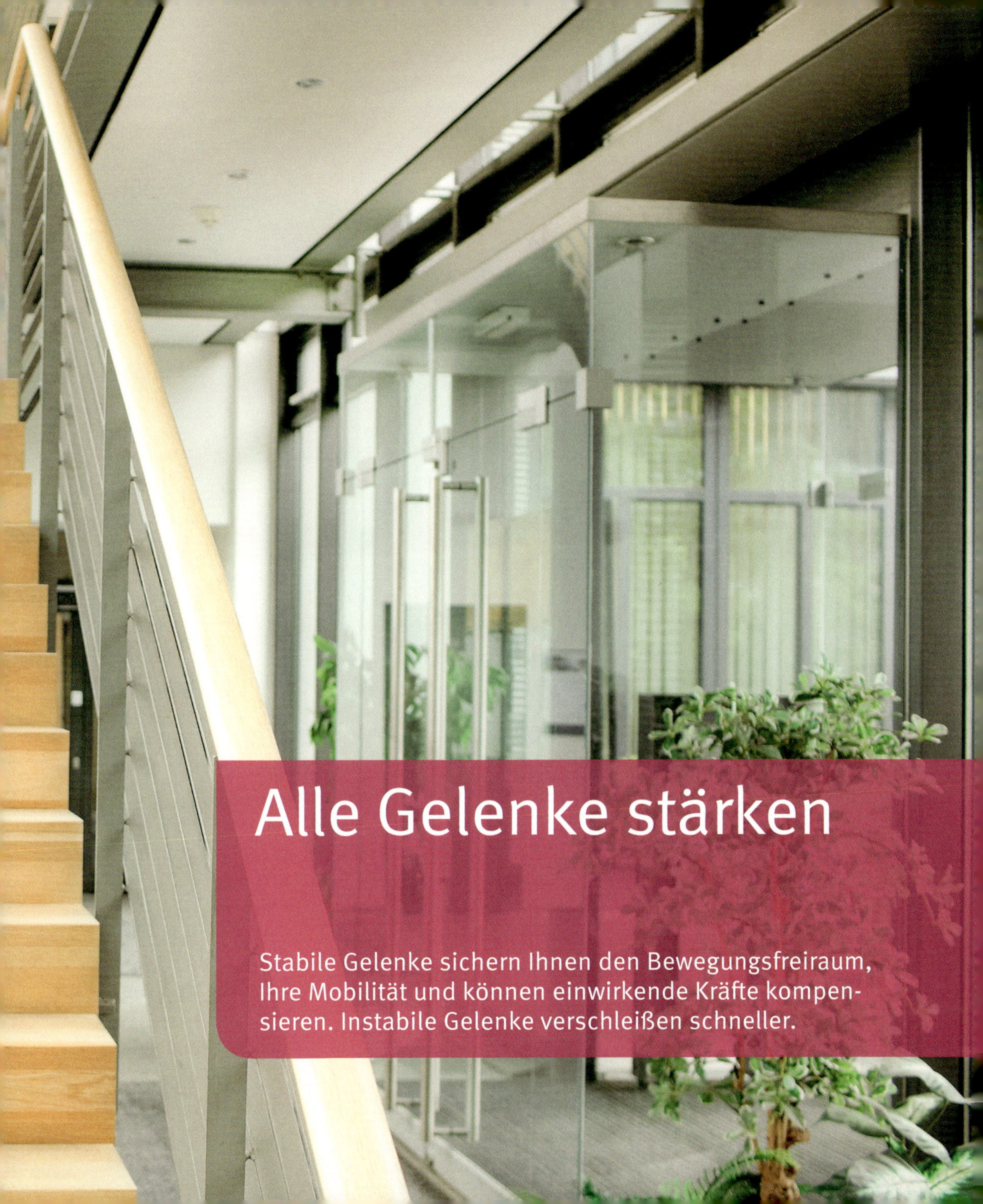

Alle Gelenke stärken

Stabile Gelenke sichern Ihnen den Bewegungsfreiraum, Ihre Mobilität und können einwirkende Kräfte kompensieren. Instabile Gelenke verschleißen schneller.

Tipps für die Gelenke

Alle Gelenke folgen bestimmten mechanischen Gesetzen. Lesen Sie, wie Sie an allen Gelenken positive Wirkungen entfalten können.

Bei Erkrankungen, die häufig auftreten, werden vielfältige Vorbeugemaßnahmen empfohlen. So ist das tägliche Zähneputzen zur Vermeidung einer Kariesentwicklung allgemein verbreitet. Regelmäßige sportliche Aktivitäten beugen Herz-Kreislauf-Erkrankungen vor. Ausgewogene und maßvolle Ernährung schützt vor Stoffwechselerkrankungen.

Obwohl Arthrose eine sehr häufig auftretende Erkrankung ist, sind Prophylaxemaßnahmen für die Arthrose noch weitgehend unbekannt. Bei schon eingetretener Arthrose sind es vor allem die kleinen alltäglichen Bewegungen, die eine über gute Funktionsfähigkeit oder einen fortschreitenden Verschleiß des Gelenkes entscheiden. Sie finden im Folgenden Tipps, wie Sie die Arthroseentwicklung in Ihren Gelenken bremsen können.

Schmerz ist der häufigste Grund, der den Patienten mit Arthrose zum Arzt führt. Um schnelle Schmerzlinderung zu bewirken, werden in den meisten Fällen medikamentöse Therapien, in Form von Tabletten oder Injektionen, mechanisch-schützende Maßnahmen durch Bandagen oder Orthesen und/oder physiotherapeutische Maßnahmen verordnet. In schwerwiegenden Fällen werden operative Eingriffe zur Behandlung durchgeführt. Vier von fünf Patienten

werden genau diese Maßnahmen vom Arzt empfohlen.

In vielen Fällen lassen sich jedoch die medikamentöse Behandlung, eine teure Orthesen- oder Bandagenversorgung und sogar die operative Maßnahme vermeiden. Mit den richtigen Haltungs- und Bewegungstipps, je nachdem, welches Ihrer Gelenke von Arthrose betroffen ist, können Sie oft eine deutliche und rasche Beschwerdebesserung erreichen.

In den folgenden Gelenk-Tipps finden Sie die besten Ratschläge zur Behandlung einer Arthrose, die eine Verschlechterung der Arthrose verhindern.

Die Tipps lassen sich gut in den Alltag integrieren und die Übungen und empfohlenen Haltungen sind einfach durchzuführen. Sie können in vielen Fällen eine deutliche Verbesserung des Gelenkzustandes herbeiführen.

Sie als Betroffene werden dadurch nicht nur unabhängig von Arzt und Therapeut, sondern auch von Pharmaindustrie und Hilfsmitteln.

Ähnlich wie bei anderen Vorbeugemaßnahmen, z. B. beim Zähneputzen zur Vorbeugung von Karies, wirken auch die hier empfohlenen Ratschläge dann, wenn sie langfristig beherzigt werden.

Es kann zu einem Wiederauftreten der Beschwerden im Gelenk kommen, wenn sich Fehlbelastungen wieder einschleichen.

Weg mit dem Übergewicht!

Übergewicht ist ein Risikofaktor für alle tragenden Gelenke. Besonders bemerkbar macht sich diese Mehrbelastung im Bereich der Wirbelgelenke, der Lendenwirbelsäule und der Gelenke der Beine, den sogenannten lasttragenden Gelenken. Bei jedem der 5000 Schritte, die wir im Durchschnitt täglich gehen, überträgt sich unser Körpergewicht stoßartig auf kleine Gelenkflächen. Durch die relativ geringe Fläche, auf die diese Kraft übertragen wird, und die Häufigkeit der Einwirkung der Kraft ist bereits geringes Übergewicht für ein Arthrosegelenk schädlich. Jedes Kilogramm Körpergewicht müssen Ihre Gelenke 5000-mal am Tag tragen und abfedern.

Was Sie tun können

Streben Sie ein normales Körpergewicht an. Als Richtschnur gilt der Body-Mass-Index (BMI), bei dem das Körpergewicht zur Körpergröße im Quadrat ins Verhältnis gesetzt wird. Sie können Ihren persönlichen BMI direkt aus dem Diagramm ablesen. Mit einem BMI zwischen 20 und 25 haben Sie das gewünschte Normalgewicht, zwischen 25 und 30 liegt der Bereich des Übergewichts. Bei BMI-Werten von über 30 liegt eine behandlungsbedürftige Fettsucht vor.

Der BMI-Kg: (m)² – als Richtschnur für das ideale Körpergewicht.

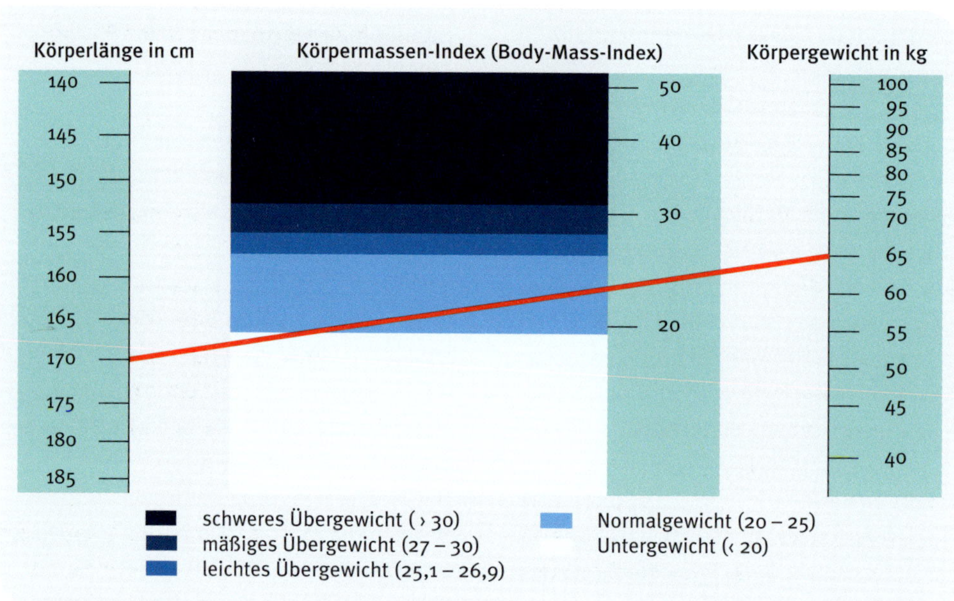

Die Gelenkabnutzung ist u. a. abhängig von der Last, die auf dem Gelenk ruht. Bei einem leichten Pkw nutzt sich der Reifen weniger schnell ab als der Reifen eines schweren Fahrzeugs. Ähnlich verhält es sich beim Menschen. Bei gleichem Gelenk verschleißt das Gelenk des Übergewichtigen statistisch gesehen häufiger als das Gelenk eines Normalgewichtigen. Daher runter mit den Pfunden!

Seien Sie clever, nutzen Sie Hilfsmittel!

Um arthrosegeschädigte Gelenke zu unterstützen, sollten Sie auf verschiedene Arten von Hilfsmitteln nicht verzichten. Gemeint sind Hilfsmittel, die uns bei der Arbeit helfen, z. B. um Lasten zu befördern (Schub- oder Sackkarre, Einkaufsrollwagen) oder um schwergängige Verschlüsse zu öffnen.

Was Sie tun können

Beispiele: Um einen fest sitzenden Flaschenverschluss aufzuschrauben, eignen sich Hilfsmittel, die Ihren Kraftarm verlängern und damit die Kraft verringern, die Sie benötigen, um den Verschluss zu öffnen.

Des Weiteren können Sie die Gelenke direkt durch Bandagen unterstützen. Vorteilhaft sind vor allem dynamische Bandagen, die Gelenke entlasten und deren Führung verbessern.

Alkohol ja, aber nur von außen

Abbauende (degenerative) Veränderungen des Gelenkknorpels führen oft zu Reiz- und Entzündungszuständen sowie zu einem verschlechterten Stoffwechsel im Gelenk. Schmerzen und Überwärmung des Gelenks sowie Schwellungen sind die Folge.

Was Sie tun können

Alkoholumschläge können enorm hilfreich sein. Benutzen Sie ein Handtuch, das Sie mit vergälltem Alkohol (20–30 Prozent) aus der Apotheke tränken. Kühlen Sie es zunächst im Gefrierfach Ihres Kühlschrankes und wickeln Sie anschließend das betroffene Gelenk für 30 Minuten in das Handtuch ein.

Zwischen Alkoholtuch und Haut legen Sie bitte ein dünnes Geschirrhandtuch, um direkte Kälteschäden an der Haut zu ver-

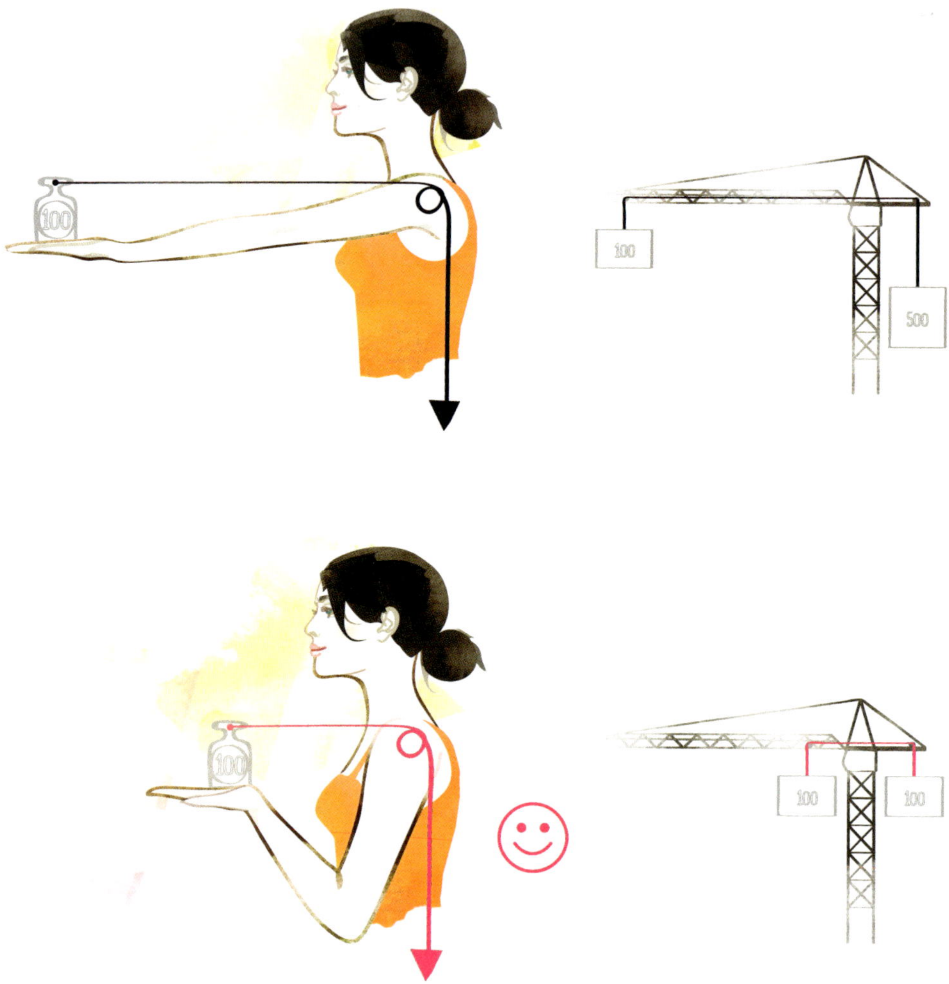

Je näher Sie die Last am Körper tragen, umso kleiner der Lastarm. Die benötigte Kraft, um die Last zu halten, wird geringer.

meiden. Sie erreichen eine tiefenwirksame Kühlung, einen abschwellenden Effekt und Sie verbessern die Stoffwechselvorgänge im Gelenk.

Ran an den Körper!

Am Lastarm eines Kranes können Sie Zahlen ablesen, die die maximale Last angeben, die der Kran an jeder Stelle des Lastarmes bewältigen kann. Je weiter Sie zur Spitze des Lastarms sehen, umso geringer werden diese Gewichtsangaben.

Unser Körper arbeitet nach demselben Prinzip. Tragen wir ein Gewicht mit ausgestrecktem Arm, also von unserem Körper weit weg, so ist die Belastung für unsere Hand-, Ellenbogen-, Schultergelenke, für die Rückenmuskulatur und die Bandscheiben enorm.

Ein Koffer mit Rollen nimmt den Druck von Ihren Gelenken.

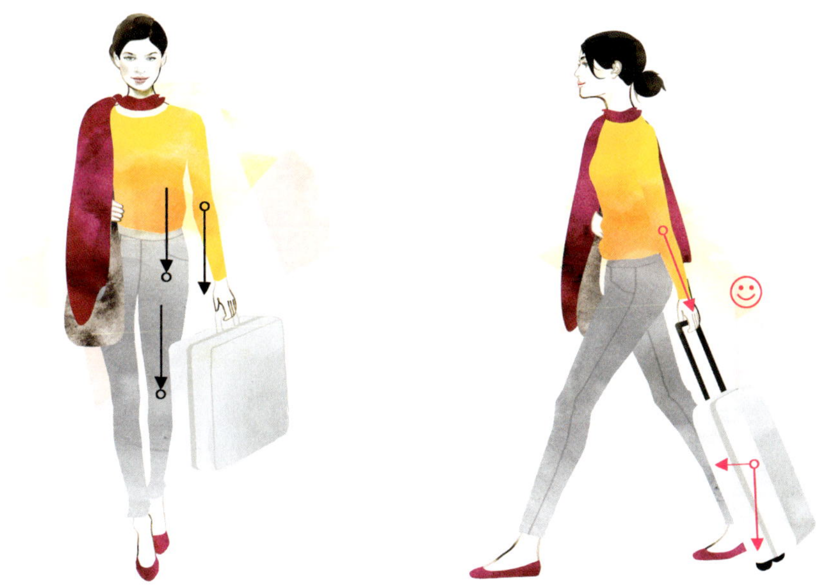

Was Sie tun können

Neigen Sie sich vornüber, um ein Gewicht anzuheben, entfernt sich das Gewicht vom Zentrum des Körpers. Gehen Sie aber in die Hocke und heben das gleiche Gewicht, so nähert sich das Gewicht dem Zentrum des Körpers und die Belastung für die Wirbelsäule wird geringer. Im Vergleich zum Heben mit vornübergeneigtem Oberkörper muss Ihre Muskulatur 30-mal weniger Kraft aufwenden, die Belastung für die Wirbelgelenke ist dementsprechend um 30-mal geringer. Nutzen Sie die physikalischen Gesetze.

Nutzen Sie die Erfindung der Rollen!

Der Urlaub, für viele die schönste Zeit des Jahres, ist von Freizeit, Erholung, Ruhe und Regeneration geprägt. Vor dem Urlaub heißt es jedoch erst einmal Koffer packen. Nicht selten wird der Koffer voller als geplant und beim Tragen stellen wir überrascht fest, wie schwer er ist. Gerade das Tragen schwerer Gegenstände führt zu einer explosionsartigen Belastung der Gelenke. Entzündungen und plötzliche Schmerzen sind die Folge. Mitunter wird sogar kurz vor dem Urlaub noch ein Arztbesuch notwendig.

Was Sie tun können

Nutzen Sie Koffer mit Rollen! Sie lassen sich ziehen und müssen nicht getragen werden. Die Hauptlast des Koffers ruht auf den Rollen und nur ein Bruchteil der Kraft ist zum Ziehen notwendig. Verfahren Sie so auch im Alltag: Nutzen Sie Einkaufswagen, eine Sackkarre oder eine Schubkarre, um die Druckbelastung der Gelenke deutlich zu reduzieren. Tragen Sie keine vollen Einkaufstüten, sondern nutzen Sie einen Einkaufstrolley.

Qual der Wahl: Welche Sportart ist die richtige?

Über 80 Prozent der europäischen Bevölkerung zwischen zehn und 60 Jahren betreiben eine oder mehrere Sportarten. Viele dieser Aktiven leiden gleichzeitig unter Verschleißerscheinungen der Gelenke.

Sie finden drei Gruppen von Sportarten:

1. Sportarten, die sich für Gelenke und Muskeln bei vorliegender Arthrose als empfehlenswert herausgestellt haben. Diese Sportarten schützen die Gelenke.
2. Sportliche Betätigungen, die generell mehr Nachteile mit sich bringen.

Welche Sportarten eignen sich für arthrotisch veränderte Gelenke?

☺ ☺ ☺	😐 😐 😐	☹ ☹ ☹
Schwimmen	Rudern	Tennis
Wandern	Spinning	Squash
Fahrradfahren	Zirkeltraining	Fußball
Walking	Gymnastik	Segeln
Tai-Chi	Kegeln	Surfen
Skilanglauf	Reiten	Handball
Tauchen	Joggen	Crosslauf
	Tanzen (Standard)	Ski alpin
	Federball	Gewichtheben
	Tischtennis	Mountainbiking
	Golf	Springreiten
		Leichtathletik
		Judo
		Ringen

Sportarten und ihre Eignung im Fall einer vorliegenden Arthrose:
☺ = empfehlenswert
😐 = eingeschränkt empfehlenswert, in Abhängigkeit von der Lokalisation der Arthrose
☹ = nicht empfehlenswert

3. Sportarten, die sich je nach dem Typ der Arthrose, je nach Ort und Grad der Erkrankung sowie nach Intensität des Sports sowohl förderlich als auch nachteilig auswirken können.

Haben Sie eine Arthrose und möchten Sie Sport treiben, zeigt Ihnen die Tabelle, was für Sie geeignet sein könnte. Fragen Sie in Zweifelsfällen Ihren Orthopäden oder Physiotherapeuten.

Allerdings kann kein Therapeut Ihnen für alle Alltagsbewegungen oder sportlichen Betätigungen im Einzelnen jeweils das Für und Wider abwägen. Dazu ist das sportliche Angebot zu vielfältig. Mit einer einfachen Regel können Sie sich jedoch herleiten, welche Bewegungsformen sich als günstig und welche als ungünstig einstufen lassen.

Was Sie tun können

Das Gelenk braucht gleichförmige, möglichst regelmäßige Be- und Entlastungen. Alle abrupten, plötzlichen, blitzartigen Bewegungen, schnelle Beschleunigung oder Abstoppbewegungen, vor allem auch plötzliche Richtungsänderungen, führen zu hohen, plötzlichen Spitzenbelastungen und sind daher eher schädlich für die Gelenke. Typisch für eine harmonische, weiche, wiederkehrende Bewegungsform ist z. B. der Skilanglauf; typische plötzliche, abrupte Bewegungen finden sich beim Squashspielen, bei Tennis, Rugby oder Crossläufen.

Geringe Last – geringer Weg

Gelenke müssen sich kontinuierlich bewegen, damit der Knorpel optimal mit Nährstoffen versorgt ist. Nur dann ist der Knorpel richtig fest. Hohe Scher- oder Druckkräfte wirken sich nachteilig auf den Knorpel aus. Scherkraft entsteht, wenn sich zwei Körperstrukturen gegeneinander versetzt bewegen. Das ist bei Gelenken nicht gut! Wichtig ist deshalb, dass die Gelenke durch die Muskeln so gut gehalten und geführt werden, dass solche Scherkräfte wenig Chance haben.

Aus diesen Grundsätzen können Sie bereits die wichtigsten Regeln für eine sportliche Betätigung herleiten. Betrachten wir z. B. das Muskelaufbautraining mit Gewichten, wie es Sportstudios anbieten.

Was Sie tun können

Um zu hohe Kräfte zu vermeiden, sollten Sie eher niedrige Gewichte wählen. Hohe Scherkräfte können Sie verhindern, indem Sie im Gelenk nur kleine Wege gehen und keine unphysiologischen Bewegungen ausführen. Gerade bei den extremen Endstellungen eines Gelenks treten oft hohe Druck- und Scherbelastungen auf. Beim Gerätetraining im Fitnessstudio wird beispielsweise an der Beinpresse das Kniegelenk maximal gebeugt und dann gegen Widerstand gestreckt. Das ist eine wahre Tortur für das Gelenk. Vermeiden Sie daher diese Extremstellungen. Wird das Knie jedoch nur bis maximal 90° gebeugt und dann gestreckt, sind die Gelenkbelastungen deutlich geringer. Um das muskuläre Aufbautraining möglichst effektiv zu gestalten und einen angemessenen Reiz zu bieten, sollten Sie die Übungen oft wiederholen. Das hält Ihre Muskulatur auf dem idealen Kraftniveau.

Gerade bei Arthrose ist also ein kontinuierliches Training der Gelenke sinnvoll und notwendig. Beachten Sie grundsätzlich drei Punkte:

- geringe Last
- geringer Weg
- häufige Übungswiederholungen

Harnsäurespiegel senken

Gegeneinander bewegliche Teile sollten möglichst glatt aneinander vorbeigleiten. »Sandkörner im Getriebe« erhöhen die Reibung und zerstören die Oberfläche. Derartige Störungen können auch bei der normalerweise reibungslosen Bewegung unserer Gelenke auftreten. Ein erhöhter Harnsäurespiegel im Blut führt z. B. dazu, dass sich kleine, nadelspitze Harnsäurekristalle bilden, die sich anschließend in den Gelenken sammeln. Diese Harnsäurekristalle verhalten sich, bildlich gesprochen, wie der »Sand im Getriebe«. Sie erhöhen die Oberflächenreibung und verhindern, dass die Gelenkknorpelflächen weich und gelenkschonend gegeneinander gleiten. Das kann die Ursache von schubartig auftretenden, schweren Entzündungen der Gelenke sein.

Was Sie tun können

Achten Sie darauf, dass Ihre Harnsäure-Blutwerte nicht zu hoch sind. Sie sollten deshalb eine purinarme Kost zu sich nehmen, da Purine in der Nahrung enthalten sind und Harnsäure produzieren, wenn der Körper sie abbaut. Vor allem auf Innereien, Wild, Sardinen und Fleischextrakte sollten Sie verzichten. Fleisch, Wurst und Fisch dürfen Sie in kleinen Portionen (100–150 Gramm pro Tag) essen, tierisches Eiweiß führen Sie sich besser in Form von Milch, Milchprodukten und Eiern zu. Kaffee und Alkohol sollten Sie meiden.

Wärme hilft heilen

Schäden durch Verschleiß beeinflussen den Stoffwechsel im Gelenk. Für die Heilung benötigt das Gewebe mehr von allem – einen verstärkten Blutdurchfluss, mehr Nährstoffe und eine verbesserte Abfallbeseitigung.

Überlegen Sie einmal, wie es Ihren Händen an einem richtig kalten Wintertag ergeht – sie werden kalt. Das schränkt die Durchblutung ein, auch die Ernährung der Gelenke wird reduziert. Sie merken deutlich, wie das Gelenk steifer wird.

Was Sie tun können

Sorgen Sie für Wärme in Ihrem Gelenk, etwa durch warme Hand- oder Fußbäder, durch Kniewärmer aus Angora oder auch frühzeitiges Benutzen von Handschuhen. Lediglich bei Gelenkreizungen oder Entzündungen verzichten Sie bitte auf die Wärmeanwendungen, dann hilft eher kurzfristige Kälte, um die Entzündung zu reduzieren.

Das vielseitige Hausmittel Quark

Verschleißerscheinungen können die Gelenke reizen und entzünden. Die Gelenke beginnen zu schmerzen und Sie bemerken vielleicht Rötungen, Überwärmungen oder leichte verdickte Gelenke. Dann müssen Sie nicht unbedingt gleich Rheumamittel oder Kortison einnehmen.

Quark kann helfen. Bei Gelenken, die Sie gut mit einem Wickel erreichen, wie das Sprung-, Knie- und Ellenbogengelenk, bietet sich diese Behandlung geradezu an.

Was Sie tun können

Quark enthält Substanzen, die direkt entzündungshemmend auf die Gelenkstrukturen wirken. Diese Stoffe dringen gut durch die Haut.

Streichen Sie das betroffene Gelenk etwa einen Zentimeter dick rundherum mit gekühltem Magerquark ein, bedecken Sie es mit Zellophanfolie und umwickeln Sie es zusätzlich mit einem Handtuch. Nun lassen Sie den Quark ein bis drei Stunden einwirken. Diese Quarkwickel wirken auf milde Weise kontinuierlich wärmeabführend und entzündungshemmend.

Brennnessel gegen Arthrose

Unsere Großeltern wussten noch, wie sie mit Brennnesseln ihre Arthrosebeschwerden behandeln konnten. Insbesondere die nahe der Hautoberfläche gelegenen Gelenke der Füße, Knie, Hände und Ellenbogen bieten sich an.

Der Kontakt mit einer Brennnessel brennt. Gleichzeitig: Die Reizung, die verstärkte Durchblutung und die Abwehrreaktion des Körpers wirken positiv auf benachbarte Arthrosegelenke. Das Gewebe ist besser durchblutet und die Gelenküberwärmung lockert die Gelenkweichteile. Der Körper kann leichter reparieren.

Was Sie tun können

Pflücken Sie frische Brennnesseln und klopfen Sie mit den Blättern die entsprechenden Gelenke ab. Nach Abklingen des Brennschmerzes werden Sie eine wohltuende Erleichterung im Gelenk verspüren. Ersatzweise können Sie Alternativreizstoffe wie Capsaicin als Creme anwenden. Der Wirkstoff Capsaicin verursacht die Schärfe von Chilis.

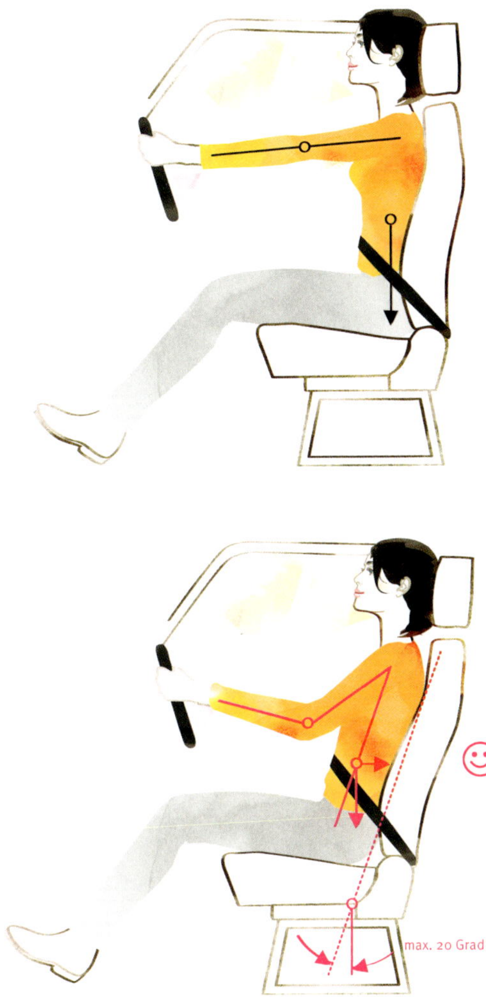

Ist Ihr Autositz richtig eingestellt, verteilen Sie die auf Sie einwirkenden Kräfte während des Fahrens am besten.

Der Autositz als Gelenkkiller

Auch kurze Strecken mit dem Auto zu fahren, ist bequem und komfortabel. Überschlagen Sie einmal, wie viele Stunden Sie jährlich im Auto verbringen. Beim Autofahren harren wir meist starr in einer Sitzposition aus, starke Vibrationskräfte wirken während des Fahrens auf die Gelenke ein. Beides ist ungünstig für den Knorpel. Nur wenn Sie eine optimale Sitzposition einnehmen, können Sie die Belastung minimieren.

Was Sie tun können

Stellen Sie Ihren Autositz so ein, dass die Oberschenkel komplett aufliegen. Auch wenn Sie Kupplung oder Bremse vollständig durchtreten, sollte das Knie nie ganz gestreckt sein. Ihre Rückenlehne sollte etwa 15 bis 20 Grad rückwärts geneigt sein. Um das Lenkrad zu greifen, sollten Sie die Ellenbogen nicht vollständig strecken müssen, sondern sie sollten in einer Beugestellung von etwa 20 bis 25 Grad sein.

Arthroseschmerz – drücken Sie ihn einfach weg!

Sicher haben Sie schon eine Situation erlebt, in der sich Ihre Arthrose schmerzhaft bemerkbar machte und Sie gerade

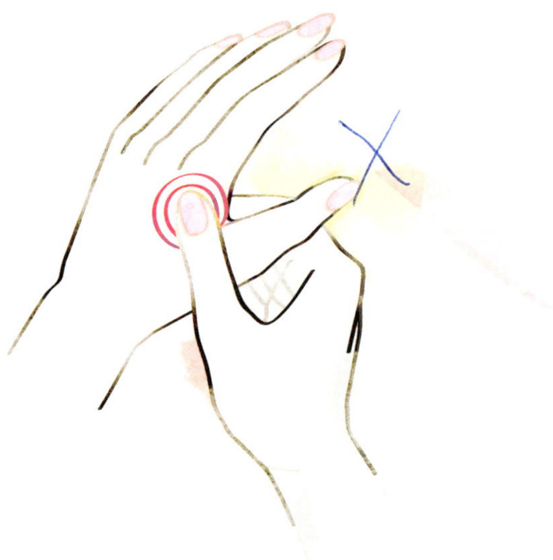

« Drücken Sie Ihren Schmerz weg und nutzen Sie die Effekte der Akupressur!

keine Schmerztablette einnehmen wollten oder keine sonstige Behandlungsmöglichkeit zur Hand hatten. Nutzen Sie die Erkenntnisse der Traditionellen Chinesischen Medizin (TCM) gegen Ihre Arthroseschmerzen. Seit Jahrtausenden wendet sie die Methode der »Akupressur« in der Schmerztherapie an.

Was Sie tun können

Einen stark schmerzhemmenden Punkt finden Sie im Bereich der Hand. Legen Sie dazu den Daumen an die Hand an, sodass der Muskel zwischen dem Daumen und der Hand eine Beule bildet. Auf dem höchsten Punkt dieser Beule befindet sich Ihr Akupressurpunkt. Markieren Sie diesen Punkt und spreizen Sie den Daumen nun leicht ab. Massieren Sie anschließend diesen Punkt mit dem Daumen und Zeigefinger der anderen Hand. Bei exaktem Treffen dieses Punktes lösen Sie einen dumpfen, fast quälenden Schmerz, das »De-Qi-Gefühl«, aus. Massieren Sie diesen Punkt etwa 30 Sekunden weiter. Sie werden sehen – wie von Zauberhand reduzieren sich dieser Schmerz und Ihr Arthroseschmerz. Möglicherweise sind Sie sogar schmerzfrei.

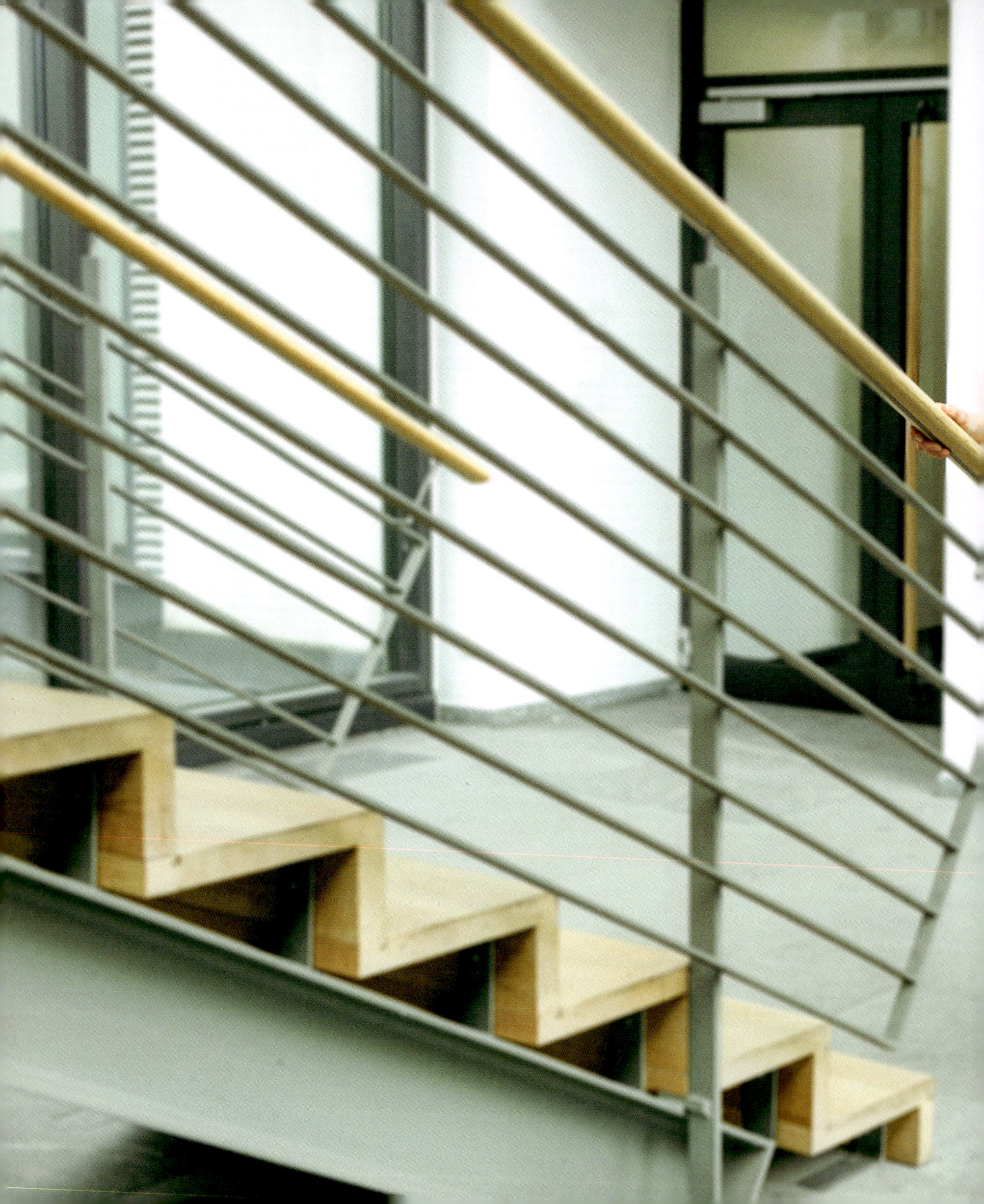

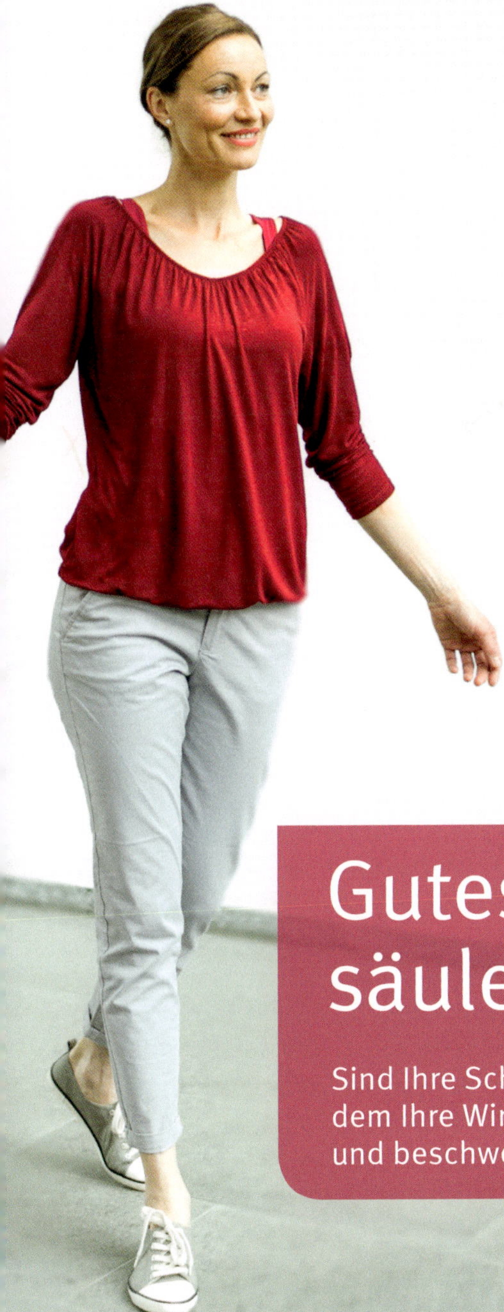

Gutes für die Wirbelsäule und die Schultern

Sind Ihre Schultern kraftvoll und voll funktionsfähig, ist zudem Ihre Wirbelsäule stabil, können Sie Lasten am besten und beschwerdefrei bewältigen.

Schluss mit Beschwerden in der Wirbelsäule!

Die Wirbelsäule ist das wichtigste, verbindende Achsenorgan unseres Körpers. Reibungsfreie Bewegungsabläufe und bewegliche Wirbelgelenke bringen einen schmerzfreien Rücken.

Stress lass nach

Stress macht Arthrose, kann das stimmen? Nahezu jeder hat Stress, aber nicht jeder eine Arthrose. Gleichzeitig kann immer wiederkehrende zeitliche Überbeanspruchung zu einer direkten Überforderung führen. Wir fühlen uns von einer zentnerschweren Last erdrückt. Untersuchungen haben gezeigt, dass der Körper bei Überforderung unter Stress gerät. In dieser Situation verändern wir die Muskelspannung in unserer Rückenmuskulatur. Vielleicht kennen Sie das Gefühl, »bei Angst den Kopf einzuziehen« oder die Redewendung »die Angst sitzt uns im Nacken«.

Ein ähnlicher Mechanismus findet in der gesamten Streckmuskulatur des Rückens statt. Die Muskelspannung erhöht sich deutlich und kontinuierlich.

Durch diese Muskelspannung steigt der Druck, der auf den Wirbelgelenken lastet. Das notwendige Wechselspiel zwischen Be- und Entlastung der Gelenke bleibt aus, stattdessen entsteht eine dauerhafte Druckbelastung. Sie behindert den notwendigen Nährstoffaustausch im Knorpel und der Knorpel leidet. Diese Druckbelastung des Knorpels sowie die Störung normalerweise ablaufender Reparaturprozesse fördern die Entstehung einer Arthrose.

Was Sie tun können

Denken Sie daran, dass dauerhafte Stresseinwirkung Ihre Wirbelgelenke und Bandscheiben zerstören kann. Überfordern Sie sich nicht.

Versuchen Sie am besten, eine generelle Lebenshaltung zu kultivieren, in der Stressabbau eine wichtige Rolle spielt. Denn: Stress macht Arthrose. Aber wie kann das sein? Untersuchungen haben gezeigt, dass der Körper bei Überforderung unter Stress gerät. In dieser Situation verändern wir die Muskelspannung in unserer Rückenmuskulatur. Vielleicht kennen Sie das Gefühl, »unter Angst den Kopf zwischen die Schulter zu ziehen«?

Ein ähnlicher Mechanismus findet in der gesamten Streckmuskulatur des Rückens statt. Die Muskelspannung erhöht sich deutlich und kontinuierlich. Das bringt Druck auf die Wirbelgelenke. Das Wechselspiel zwischen Be- und Entlastung der Gelenke bleibt aus, stattdessen entsteht eine dauerhafte Belastung. Auch der Knorpel steht dann dauerhaft unter Druck. All das behindert den Nährstoffaustausch im Knorpel und der Knorpel leidet. All das kann einer Arthrose den Weg bereiten.

Natürlich hat jeder hat manchmal Stress, aber nicht jeder eine Arthrose. Haben Sie aber im Kopf, dass die dauerhafte Belastung Ihre Körperstrukturen überlastet. Wir fühlen uns dann wie von einer zentnerschweren Last erdrückt.

Denken Sie deshalb daran, sich und Ihren Rücken regelmäßig zu entlasten.

Wirbelsäule nicht unter Belastung drehen

Im Alltag verdrehen wir regelmäßig immer wieder unseren Körper. Prinzipiell ist unsere Wirbelsäule zwar so konstruiert, dass wir sie beugen und drehen können.

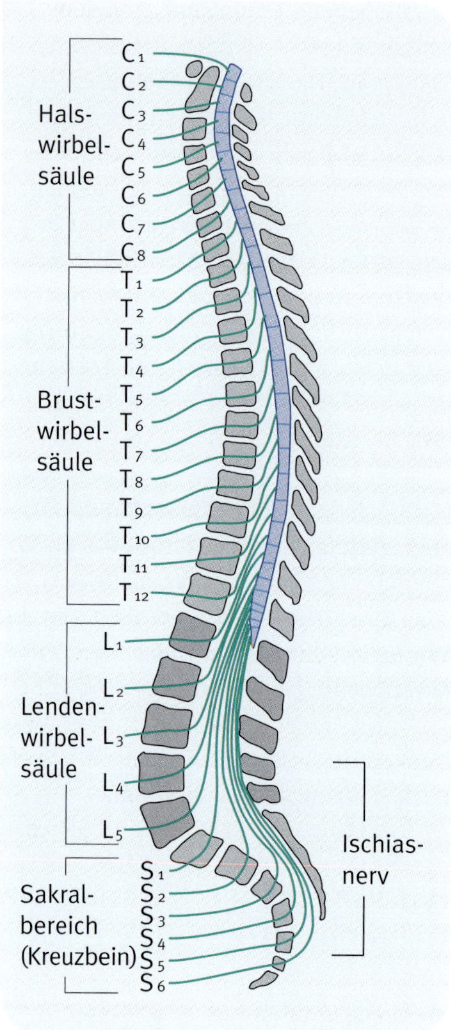

Wirbelsäule, Rückenmark und Nervenwurzelaustritt (Ansicht von links seitlich).

Liegt aber bereits ein Verschleiß vor, sollten Sie achtsam sein. Beispiel: Die Lendenwirbelsäule.

Während Sie unbelastete Bewegungen der Lendenwirbelsäule gut durchführen können, verändert sich das rapide, sobald Sie Lasten tragen. Wenn Sie Gewicht tragen, spannen Sie die rumpfstabilisierende Muskulatur an, und die Wirbelgelenke werden aufeinandergepresst. Die rauen Knorpeloberflächen sind jetzt förmlich ineinander verzahnt. Drehen Sie dann Ihre Lendenwirbelsäule zusätzlich, werden diese verhakten Knorpelflächen gegeneinander bewegt. Das tut weh und schädigt den Knorpel weiter.

Was Sie tun können

Vermeiden Sie daher Drehbewegungen des Rumpfes, besonders unter Belastung. In vielen Alltagssituationen achten wir nicht wirklich darauf. Ein Beispiel: Links neben Ihnen steht ein Blumenkübel, den Sie umsetzen möchten. Sie drehen den Oberkörper nach links, heben den Kübel an und drehen sich nach rechts und stellen den Kübel wieder auf den Boden. Die Füße bewegen Sie dabei nicht; eine Qual für Ihre Bandscheibe! Besser, Sie drehen den gesamten Körper einschließlich Ihrer

Füße nach links, heben den Blumenkübel an und drehen sich genauso nach rechts und setzen den Kübel dann ab. So atmet die Bandscheibe auf.

Bauchlage fördert ein Hohlkreuz

Während der nächtlichen Ruhe verharren wir oft lange in der gleichen Position: Seit-, Rücken- und Bauchlage. Die unterschiedlichen Lagen wirken sich sehr verschieden auf den Körper aus. Günstig sind die Seit- und die Rückenlagen. Im Gegensatz dazu zwingt die Bauchlage den Körper in ein verstärktes Hohlkreuz und verursacht zudem, dass die Halswirbelsäule überstreckt ist und verdreht.

Um zu verstehen, warum die Bauchlage sich ungünstig auf eine Wirbelgelenkarthrose auswirkt, müssen wir zunächst die Mechanik der Wirbelsäule verstehen: Zwischen jeweils zwei benachbarten Wirbeln sind – je nach Abschnitt der Wirbelsäule – Bewegungen als Beugung/Streckung oder Drehung möglich. Bei einer Beuge- bzw. Streckbewegung tritt eine Kippbewegung um einen Drehpunkt auf. Bei einer verstärkten Rückwärtsneigung der Hals- oder Lendenwirbelsäule, wie bei der Bauchlage, werden alle Gelenkanteile, die hinter dem Drehpunkt sind, unter massiveren Druck gesetzt.

Die von der Arthrose betroffenen Teile der Wirbelgelenke liegen ausgerechnet meist hinter dem Drehpunkt zweier benachbarter Wirbel. Das heißt: Je stärker wir rückwärts neigen, umso stärker wird das Gelenk unter Druck, Kompression, gesetzt. Je mehr wir es wiederum beugen, umso stärker wird es auf Zug gebracht – was Entlastung bedeutet.

Wir verdrehen nachts auch oft den Körper. Beispielsweise verbringen wir Stunden mit Beinen und Becken in Bauchlage, der Oberkörper befindet sich aber in Seitlage. Dabei wird die Wirbelsäule korkenzieherartig in sich verdreht und der Knorpel der kleinen Wirbelgelenke unter hohen Druck gesetzt. Störungen des Stoffwechsels und der Ernährung des Knorpels und die damit verbundenen Knorpelschäden sind die direkte Folge.

Was Sie tun können

Eine falsche nächtliche Liegeposition belastet eine bereits arthrotisch vorgeschädigte Wirbelsäule mitunter stark. Für unsere Wirbelsäule ist die günstigste

Schlafposition die Seitlage, auch Embryohaltung genannt, bei der meist auch die Knie angezogen werden. Bei bestehender Kniearthrose sollten Sie hierauf achten und die Seitenlage bevorzugen. In der Rückenlage sind die Kniegelenke gestreckt und daher stärker belastet. Mit einer Schaumstoffrolle in der Kniekehle ist diese Schlafposition wesentlich entspannender für Ihre Knie.

Schwimmen: Auf die Technik kommt es an

Schwimmen ist im Allgemeinen gut für die Gelenke. Der Auftrieb des Wassers entlastet sie. Beim Brustschwimmen allerdings können sich drei Mechanismen nachteilig bemerkbar machen: Der Scherenschlag der Beine belastet des Kniegelenk über Scher- und Drehbewegungen.

Außerdem befinden wir uns beim Brustschwimmen in einem stärkeren Hohlkreuz, sodass die kleinen Wirbelgelenke der Lendenwirbelsäule unter Druck sind. Zu guter Letzt heben wir beim Brustschwimmen den Kopf meist aus dem Wasser, was die Halswirbelsäule überstreckt und die Nackenmuskulatur unter Daueranspannung setzt.

Kraulen ist die beste Schwimmtechnik bei Arthrose, da sie gleichzeitig streckt und entlastet.

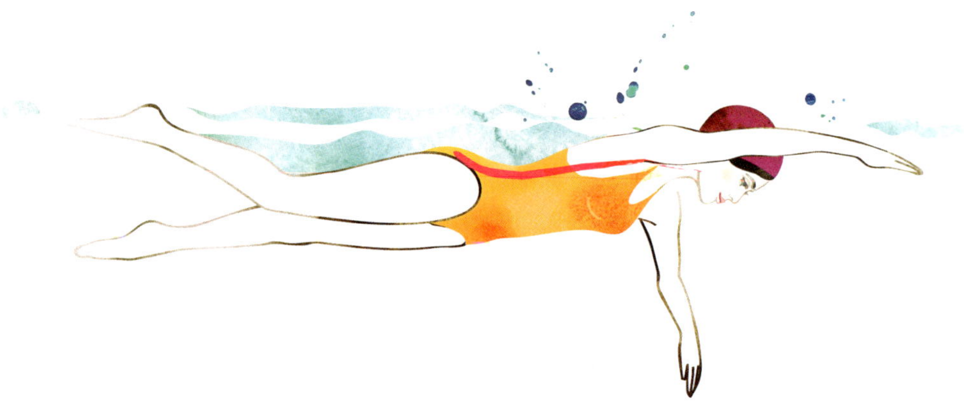

Was Sie tun können

Möchten Sie Ihrem Körper etwas Gutes tun, so kraulen Sie. Der wellenförmige Beinschlag bewirkt eine bessere Kräftigung der Beinmuskulatur und belastet die Beine nicht so. Halten Sie den Kopf möglichst lang gestreckt im Wasser. So gehen Sie nicht in das Hohlkreuz und überstrecken die Halswirbelsäule nicht.

Breite Riemen – flach auf dem Rücken

Viele tragen gern Lasten in einem Rucksack. Wie sich die Kraft dabei auf den Körper überträgt, hängt stark vom Rucksack ab. Beispiel: Fast formlose Rucksäcke mit schmalen Riemen, ohne stabilisierendes Rückenteil und ohne Abstützvorrichtungen der Wirbelsäule hängen fast tropfenförmig am Körper.

Dann verlagert sich der Schwerpunkt stark nach hinten. Wir versuchen, das durch ein Hohlkreuz auszugleichen, und wir bringen meist den Oberkörper in eine Rundrückenstellung. Die Halswirbelsäule überstrecken wir meist. Zudem übertragen die schmalen Riemen das Gewicht punktförmig auf die obere Schulterpartie, sodass sie sich leicht verspannt.

Was Sie tun können

Wählen Sie einen Rucksack, der relativ breite, weich gepolsterte Schulterriemen besitzt und der eine Rückenabstützung hat, sodass der Rucksack breitflächig auf dem Rücken anliegt.

Für größere Lasten wählen Sie einen Rucksack mit Bauchgurt. Das unterstützt die Wirbelsäule und entlastet die Schultern.

Ein Halstuch hilft immer

Unser Rücken besitzt nur wenige Temperaturrezeptoren. Kühlt die Haut z. B. im Bereich der Halswirbelsäule aus, registrieren wir das nur schlecht. Auch sanfte Zugluft setzt schnell die Oberflächentemperatur im Halswirbelsäulenbereich herab.

Obwohl wir selbst es kaum registrieren, reagiert unsere Muskulatur prompt. Je kühler der Nacken ist, desto höher wird die Spannung der Muskulatur. Die Durchblutung wird eingeschränkt, damit die Oberfläche nicht noch weiter abkühlt. Diese vermehrte Spannung belastet jedoch sehr rasch den Knorpel unserer Wirbelgelenke.

Was Sie tun können

Beugen Sie daher vor. Schon ein zartes Seidenhalstuch verhindert den Luftaustausch an der Oberfläche fast vollständig. Tragen Sie auch im Sommer ein leichtes Halstuch, im Winter einen Schal oder ein Wolltuch, um kältebedingte Beschwerden zu vermeiden.

Nehmen Sie eine Buchstütze!

Wenn wir Bücher lesen, verharren wir oft stundenlang in einer fehlerhaften Haltung. Das betrifft besonders die Halswirbelsäule, was wir anschließend mit erheblichen Schmerzen und Steifheitsgefühl in diesem Bereich bezahlen müssen.

Außerdem schmerzen die Schultern, und die Arme sind schwer.

Was Sie tun können

Jedes Schulkind benutzt beim Arbeiten eine Buchstütze! So eine Stütze ist ein Hilfsmittel. Es bringt ein Buch in eine optimale Schrägstellung, sodass Sie ohne statische Haltearbeit durch die Arme und ohne Fehlhaltung der Halswirbelsäule lesen können.

Diese Buchstützen eignen sich übrigens auch optimal für die Arbeiten am PC, bei denen man oft auf ein Manuskript oder eine Vorlage schauen muss. Mit dem Hilfsmittel erreichen Sie, dass die Halswirbelsäule optimal steht – und sich nicht in einer schädlichen Einwärtsneigung (Inklinationshaltung) befindet. Das Ergebnis: Die Wirbelsäule bleibt aufrecht und der Körperschwerpunkt ist näher am Rumpf.

Optimieren Sie Ihren Arbeitsplatz!

Der Computerarbeitsplatz ist heute üblich in unserem Alltag. Viele verbringen Stunden des Tages am PC.

Während unsere Augen die Bewegungen am Bildschirm verfolgen, richten wir unsere Halswirbelsäule automatisch so ein, dass der Kopf sich in einer optimalen Position befindet und die Augenmuskeln möglichst geschont werden. Steht der Bildschirm zu tief, bringen wir den Kopf in eine starke Vor- und Überneigung und Kippung, was die Nackenmuskulatur dauerhaft und erhöht anspannt. Steht der Bildschirm zu hoch, überstrecken wir den Kopf und biegen die Halswirbelsäule bogenförmig nach hinten. Beides belastet die kleinen Gelenke der Halswirbelsäule.

Was Sie tun können

So finden Sie die optimale Bildschirmeinstellung: Setzen Sie sich gerade und aufrecht vor Ihren Bildschirm. Die Oberkante Ihres Bildschirmes sollte jetzt auf Augenhöhe sein. Wenn Sie sich nicht sicher sind, lassen Sie sich von einem Bekannten oder einem Arbeitskollegen seitlich in Sitzposition betrachten.

Denken Sie auch an Ihre Beine. Unsere Sitzmöbel sind so konstruiert, dass wir bei normalem Sitzen eine 90-Grad-Beugestellung in Hüft- und Kniegelenk haben. Der Fuß steht plan auf dem Boden auf. Aber: Bei fortgeschrittenen Kniearthrosen werden die rauen Gelenkflächen in 90-Grad-Beugung gegeneinandergepresst. Verharren Sie längere Zeit in dieser Stellung, bekommen Sie Schwierigkeiten, eine Bewegung zu starten. Dieser Anlaufschmerz ist umso stärker, je weiter die Arthrose fortgeschritten oder je stärker Ihr Kniegelenk gebeugt ist.

Tipp Nehmen Sie ein Fußbänkchen. Es erhöht die Auflageposition des Fußes und streckt somit das Kniegelenk. Wählen Sie die Sitzhöhe so, dass die Unterarme bei 90 Grad gebeugtem Ellenbogengelenk vollständig aufliegen.

Drehung nur mit dem ganzen Oberkörper

Die Halswirbelsäule ist der beweglichste Abschnitt unserer gesamten Wirbelsäule. Sie ermöglicht Nick-, Streck- und Seitwärtsneigung sowie Drehbewegungen.

- Ändern Sie die Blickrichtung am Schreibtisch. Wählen Sie die, die für Ihre Haltung am gesündesten ist.

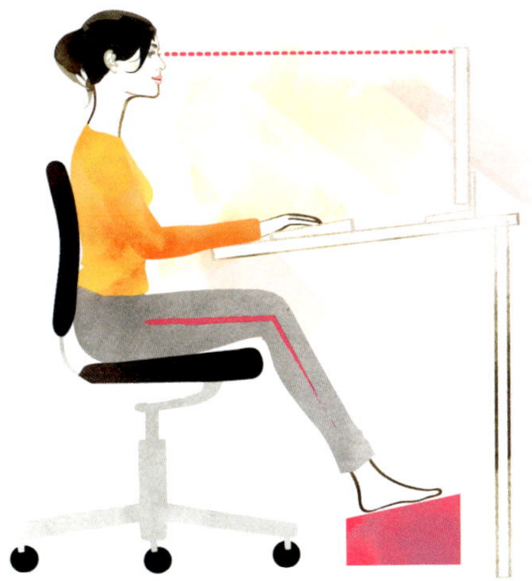

Extreme Drehbewegungen des Kopfes pressen die schräg gestellten Wirbelgelenke aufeinander und verschieben sie gegeneinander – je stärker die Dehnung, desto höher der Druck. Dadurch entsteht eine hohe Scherbelastung mit Reibung der Knorpeloberflächen.

Was Sie tun können

Wenn Sie sich umschauen möchten, dann drehen Sie den ganzen Oberkörper mit und nicht nur den Kopf. Natürlich benötigen Sie häufig Kopfumwend-Bewegungen in Extremstellungen, z. B. beim Autofahren. Machen Sie es sich zur Gewohnheit, nicht nur den Kopf zu drehen, sondern dabei die Schulter in die Drehbewegung mit einzubinden. So vermeiden Sie die hohen Scherbelastungen an der Knorpeloberfläche der Halswirbelgelenke.

Jedem Hohlkreuz sein Kissen

Jeder Mensch hat ein mehr oder weniger stark ausgeprägtes Hohlkreuz, eine Mulde in der Lendenwirbelsäule. Bedauerlicherweise sind die Rückenlehnen vieler Sitzmöbel völlig gerade und werden dieser Krümmung der Lendenwirbelsäule nicht gerecht. Dabei wäre, gerade bei Abnutzungserscheinungen, das großflächige Anlegen des Rückens so wichtig, um die damit verbundene Übertragung der Kraft und Abstützung der Wirbelsäule zu erreichen.

Was Sie tun können

Nutzen Sie bei längerem Sitzen ein Lordosekissen, ein kleines Kissen, das die Len-

Wenn Sie lange sitzen, stützen Sie über ein Lordosekissen die Wirbelsäule ab.

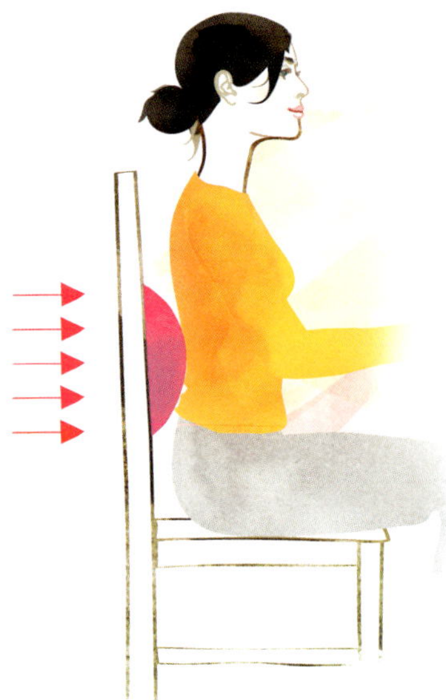

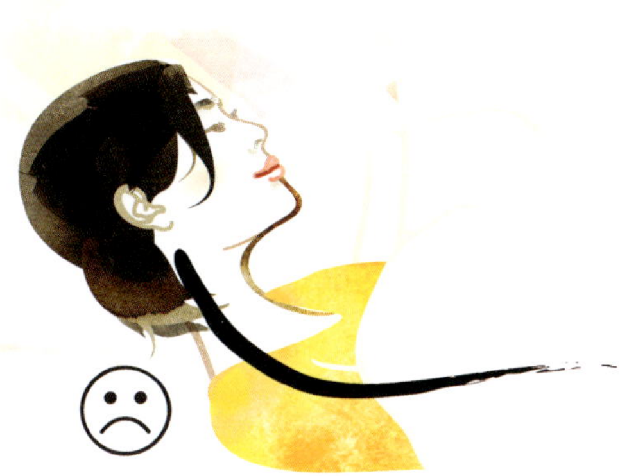

» Zu dicke Kissen fördern eine Vorwärtsbeugefehlhaltung der Wirbelsäule.

denwirbelsäulenkrümmung ausgleicht. Viele moderne Pkw-Sitze und Bürostühle besitzen bereits eine integrierte, höhenverstellbare Lordoseabstützung.

Schlafen Sie nicht wie die Prinzessin auf der Erbse!

Erinnern Sie sich noch an das dicke riesige Kopfkissen Ihrer Großmutter? Und an die Nackenschmerzen? Ein Kissen hat eigentlich zwei Funktionen:
Es soll die unterschiedliche Höhe von Kopf und Rücken beim Liegen ausgleichen und die ruhende Kraft gleichmäßig verteilen.

Was Sie tun können

Ein optimales Kissen ist wesentlich dünner, als man glaubt. Machen Sie einen Test: Stellen Sie sich mit aufrechtem Kopf an eine Wand und lehnen Sie Schultern und Gesäß an die Wand an. Der Abstand, der jetzt zwischen Kopf und Wand liegt, ist der Abstand, den Sie durch ein Kissen im Liegen ausgleichen müssen.

Diese Kriterien erfüllen die Nacken-Kopf-Stützen, die meist aus Kunststoffschaum (Memory-Schaum) hergestellt werden. Wie eine Hose genau passen muss, sollten Sie auch bei einem Nackenkissen auf eine gute Passgenauigkeit achten. Probieren Sie die Kissen vorher aus!

Headset statt Einklemmen

Klemmen Sie auch beim Telefonieren den Hörer zwischen Kopf und Schulter ein? Das ist eine ganz intuitive, aber leider schlechte Angewohnheit, die Ihrer Halswirbelsäule nicht guttut. Da Sie den Kopf zur Seite beugen, die schulterhebende Muskulatur anspannen und gleichzeitig den Kopf leicht zur Seite und zurück neigen, kombinieren Sie zwei ungünstige Mechanismen: Zum einen kommt es zu einer seit- und rückwärts gerichteten Haltung der Halswirbelsäule, wobei die kleinen Wirbelgelenke der Halswirbelsäule unter Druck geraten. Zum anderen verharren wir in dieser Stellung meist längere Zeit, was den notwendigen Stoffaustausch durch Be- und Entlastung verhindert.

Was Sie tun können

Verwenden Sie bei Telefongesprächen, bei denen Sie gleichzeitig die Hände frei gebrauchen möchten, eine Freisprecheinrichtung wie ein Headset. Oder aktivieren Sie die Lautsprecherfunktion.

Wandern bitte nur mit Stock

Wandern ist bei Arthrose sehr geeignet. Idealerweise laufen Sie auf ebener Strecke mit gut gepolstertem Schuhwerk, das die Stöße der Schritte gut dämpft. Wie das genau geht, zeigt Ihnen »Auch der Mensch braucht Stoßdämpfer« (Seite 95). Sind Sie aber in den Bergen, belasten Sie beim Bergaufgehen das Kniescheibengleitlager stärker. Noch größer ist die Kraft beim Bergabgehen, da die Knie das Gewicht des Körpers bei jedem Schritt auffangen müssen.

Was Sie tun können

Benutzen Sie zur Entlastung beim Wandern einen Stock. Beim Bergaufgehen schonen Sie so das Kniegelenk, beim Bergabgehen die Sprung-, Knie- und Hüftgelenke. Haben Sie Verschleiß nur einem Bein, nutzen Sie einen Stock auf der gegenüberliegenden Seite. Haben Sie eine beidseitige Arthrose, benutzen Sie zwei Stöcke. Bewegen Sie Stock und Bein immer gegengleich: Bewegen Sie das linke Bein nach vorn, geht der rechte Stock mit nach vorn. Moderne Gehstöcke sind zudem gefedert, um Hand- und Ellenbogengelenke weniger zu belasten.

Mit dem Fahrrad optimal unterwegs

Fahrradfahren ist ein idealer Sport. Während die Beine eine kontinuierliche, gleichförmige Bewegung ausüben, regen wir die Gewebedurchblutung und den Stoffwechsel an und belasten unsere Gelenkknorpel gleichförmig. Oberhalb des Sattels werden die Wirbelsäule sowie die Arme statisch fixiert – sie bewegen sich also nicht. Wichtig ist allerdings, dass Sie das Fahrrad Ihrer Körpergröße entsprechend einstellen.

Was Sie tun können

Wählen Sie einen möglichst hohen Lenker. Das vermeidet, dass Sie die Lendenwirbelsäule zu stark beugen und die Halswirbelsäule zu stark überstrecken. Die Kraftentwicklung der hüft- und knieübergreifenden Muskulatur ist umso besser, je weiter die Gelenke gestreckt sind. Gleichzeitig gilt: Je stärker die Beugung, desto schwächer ist die effektive Entfaltung der Muskeln und umso höher ist die Belastung der Gelenke.

Je niedriger der Sattel, desto stärker müssen wir die Gelenke beugen oder im Umkehrschluss, je höher der Sattel, umso gestreckter können wir die Gelenke beim Fahrradfahren benutzen. Stellen Sie den daher möglichst hoch ein, sodass Sie in der tiefsten Pedalstellung das Bein weitestgehend gestreckt haben.

Tipp Moderne Fahrräder besitzen eine zusätzliche Federung unterhalb des Sattels und unterhalb des Fahrradlenkers. Bei diesen Modellen dämpfen die Fahrradreifen zunächst die Erschütterungen durch den unebenen Untergrund der Straße und die Federung im Rahmen re-

Stellen Sie den Sattel möglichst hoch ein, damit die Gelenke gestreckt sind.

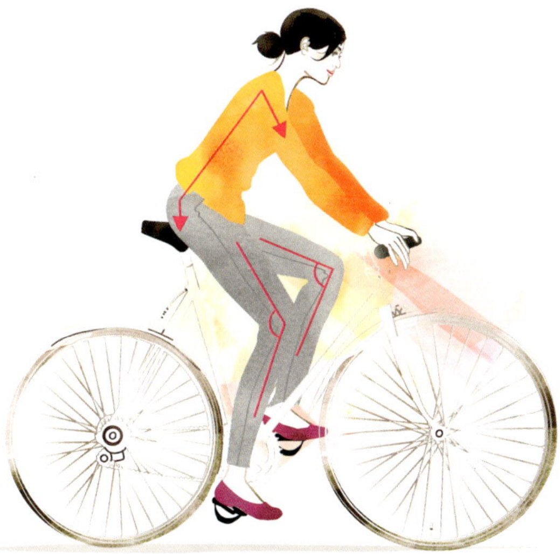

Postisometrische Relaxation – ist ganz einfach

Lange Zeit galt: Ständiges, wiederholtes Entspannen mache die Erholung tiefer. Heute weiß man, dass nach einer kräftigen Anspannung eine entspannte Phase folgen sollte. Probieren Sie diese Übung aus.

Schäden im Bereich der Halswirbelsäule (HWS) nehmen bereits bei 30–40-Jährigen dramatisch zu. Meist sind die Betroffenen in HWS-belastenden Berufen beschäftigt. Monotone Haltungen verursachen Muskelverspannungen, was die Kompression, d. h. den Druck im geschädigten Wirbelgelenk, erhöht. Unterbrechen Sie die belastende Haltung oder Tätigkeit immer wieder kurzfristig, um die Spannung in der Muskulatur zu erniedrigen. Das gelingt am schnellsten und einfachsten mit der »postisometrischen Relaxation«, bei der Sie nach einer Anspannungsphase ohne große Bewegung eine Entspannung herbeiführen.

Jeder, der am Schreibtisch oder am PC beschäftigt ist, weiß, wie schnell es zu schmerzhaften Verspannungen in der Halswirbelsäule kommt. Um weiteren Verschleißerscheinungen der Halswirbelsäule vorzubeugen, benötigen Sie eine Eieruhr.

Und so geht's

Halten Sie zunächst den linken Handballen gegen Ihre linke Schläfe und pressen mit mäßiger Kraft Kopf und Hand gegeneinander. Halten Sie diese Spannung etwa zehn Sekunden. Jetzt lassen Sie den Arm herunterhängen, ziehen die Schulter nach unten und legen den Kopf, so weit es beschwerdefrei möglich ist, nach rechts. Das Gleiche machen Sie nun mit der rechten Körperseite. Wiederholen Sie die Übung für

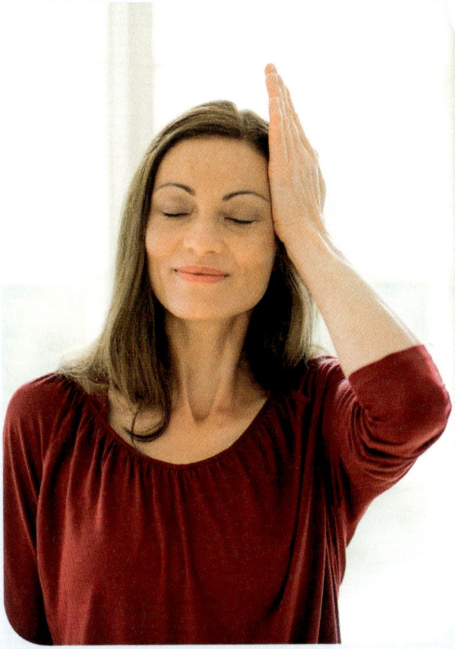

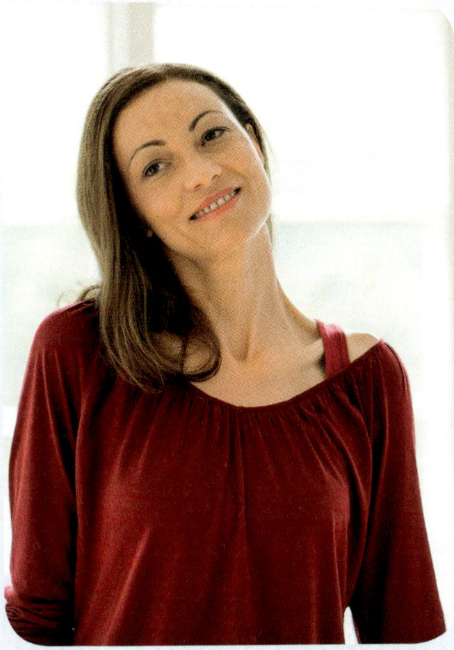

Nehmen Sie sich diese kurze Zeit und entspannen Sie Ihre Wirbelsäule.

jede Seite. Sie werden sich sofort freier fühlen, Ihre Muskulatur ist entspannter und Ihre Wirbelgelenke sind entlastet. Anschließend ziehen Sie die Schultern maximal nach oben und halten diese Stellung wieder für zehn Sekunden. Atmen Sie tief ein und beim Ausatmen lassen Sie die Schultern locker fallen.

Die Eieruhr benötigen Sie, um sich regelmäßig daran zu erinnern, die Übung zu machen – spätestens jede Stunde. Sie glauben, Sie können das nicht? Ihre Arbeitszeit lässt es nicht zu? Gönnen Sie sich die zwei bis drei Minuten, Sie und Ihre Arbeitsleistung werden davon profitieren.

duziert die Stöße weiter. Die Stoßbelastung, die sonst durch unebenen Untergrund auf die Gelenke übertragen wird, ist weitestgehend weggepuffert. Fahren Sie möglichst auf ebener, glatter Strecke, um hohe Spitzenbelastungen in der Kniescheibe, im Handgelenk und in der Wirbelsäule zu reduzieren.

Nordic Walking – Gehen Sie am Stock!

Als besonders günstige Bewegung gilt auch das Walking. Mit diesem Sport bewegen Sie fast alle großen Gelenkstrukturen gleichmäßig durch, trainieren Ihre Kondition und beanspruchen die Schulter-, Ellenbogen- und Handgelenke nur gering.

Was Sie tun können

Seit einigen Jahren macht sich das Nordic Walking als Trendsportart breit. Dazu benutzen wir hohe Wanderstöcke, ähnlich den Stöcken des Skilanglaufs. Sie füh-

» Was geht wann nach vorn? – Bewegungsablauf beim Nordic Walking.

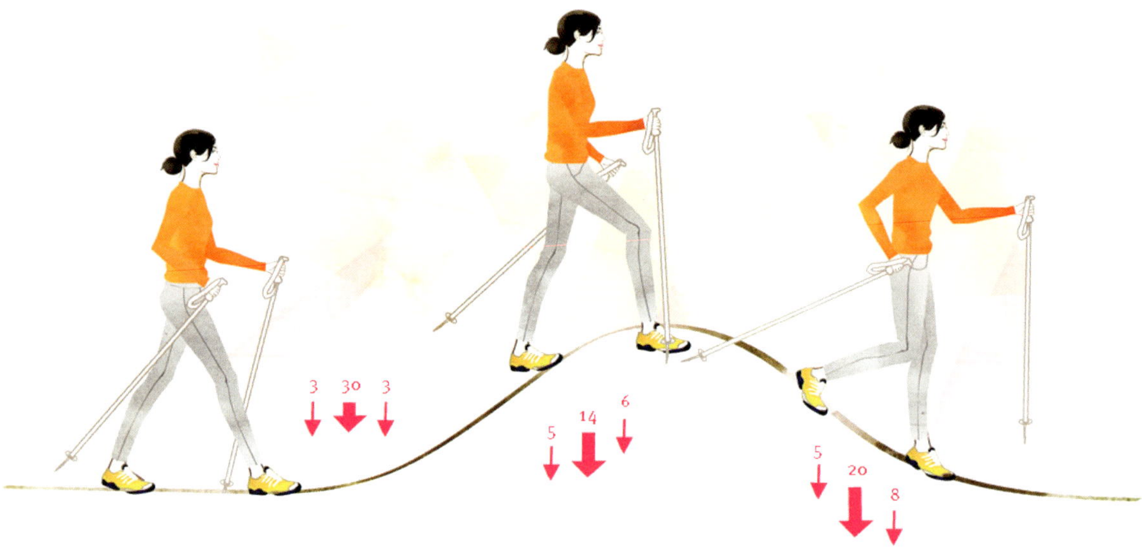

ren zu einer vermehrten Bewegung und Aktivität im Bereich der Arme. Vor allem der beidseitige Stockeinsatz sorgt für eine harmonische Muskelarbeit in Armen, Beinen und besonders am Rücken, quasi ein Ganzkörperbewegungsprogramm.

Die stützenden Stöcke entlasten die Sprunggelenke je Schritt um etwa 20 Prozent. Noch stärker kommt diese Entlastung beim kräftigen sogenannten Power-Walking (sehr schnelles Walking) zum Tragen.

Bauchmuskelkorsett schützt die Bandscheibe

Eigentlich sollte die Wirbelsäule durch die Rücken- und Bauchmuskulatur stabil sein. In unserem Alltag beanspruchen wir die Bauchmuskulatur nur noch selten, sodass sie zunehmend erschlafft.

Ist die Rückenmuskulatur stark und die Bauchmuskulatur schwach, passiert Folgendes: Vor allem der Lendenwirbelsäulenbereich verbiegt sich nach hinten. So bildet sich ein Hohlkreuz. Die Kräfte wirken nun nicht mehr zentral, sondern versetzt auf die Wirbelsäule ein. Die Bandscheiben werden nicht mehr plan-, sondern punktförmig belastet – Druck auf die kleinen Wirbelgelenke entsteht.

Was Sie tun können

Schützen Sie Ihre Lendenwirbelsäule, indem Sie Ihre Bauchmuskulatur kräftigen. Bei einer ausgewogenen, kräftigen Bauch- und Rückenmuskulatur ist die Wirbelsäule geschützt. Sie ist fest eingespannt wie ein Segelmast zwischen zwei Spannseilen und kann Belastungen besser ausgleichen.

Täglich 15 Minuten für die Lendenwirbelsäule

Leiden Sie unter einer Arthrose, dann ist es für Sie sehr wichtig, die Gelenke regelmäßig zu entlasten. Eine Stufenlagerung entlastet Ihre Lendenwirbelsäule am besten, denn dabei ist der Druck auf die Bandscheiben am geringsten.

Was Sie tun können

Die Stufenlagerung können Sie einfach durchführen:

- Legen Sie sich auf den Boden und legen Sie die Füße und Unterschenkel auf einen Sessel. Hüfte und Knie sollten jeweils 90 Grad gebeugt sein. In dieser Stellung ist die Lendenwirbelsäule gut entlastet.

- Verbleiben Sie ca. 15 Minuten in dieser Position – ein wahrer Urlaub für Ihre verschlissene Lendenwirbelsäule.
- Um sich selbst regelmäßig zu erinnern, sollten Sie sich eine feste Zeit am Abend für diese Lagerung vornehmen, z. B. die Zeit der »Tagesschau«.

Staubsaugen, aber nur mit langem Rohr

Zur Hausarbeit gehört das Staubsaugen. Die meisten Staubsauger sind so konstruiert, dass wir den Oberkörper stark beugen müssen. Das Hin- und Herbewegen des Saugers, auf Teppichböden noch mit zusätzlicher Anstrengung, bedarf einer gewaltigen Kraft. Ursächlich dafür sind die Hebelgesetze: Durch den ausgestreckten Arm und das lange Staubsaugerrohr entsteht ein sehr langer Lastarm.

Diese Kraft belastet das Schultergelenk, vor allem aber die Lendenwirbelsäule. Häufig verspüren wir eine schmerzhafte Steifheit im »Kreuz« nach dem Staubsaugen.

Was Sie tun können

Besorgen Sie sich ein zusätzliches Zwischenstück, um das Rohr zu verlängern, und achten Sie bei der Neuanschaffung unbedingt auf ein langes Rohr, sodass Sie mit nahezu aufrechter Oberkörperhaltung staubsaugen können.

Stehen Sie nie mit gestrecktem Bein!

Viele der täglichen Arbeiten verrichten wir im Stehen. Das belastet die Gelenke und die Wirbelsäule statisch. Stehen wir mit durchgestreckten Knien, so kippt das Becken nach vorn – das zwingt die Lendenwirbelsäule in ein Hohlkreuz. Ein Hohlkreuz belastet die Lendenwirbelsäulengelenke, was bald schmerzt.

Was Sie tun können

Das Stehen mit leicht gebeugten Knien ist wesentlich weniger anstrengend und physiologischer. Jede Bar besitzt daher einen Fußsteg, auf dem Sie ein Bein locker abstellen können. Nutzen Sie diesen Trick auch im Alltag. Setzen Sie bei jedem längeren Stehen, sei es z. B. am Bügelbrett, am Herd oder auch nur in geselliger Runde, einen Fuß auf einen kleinen

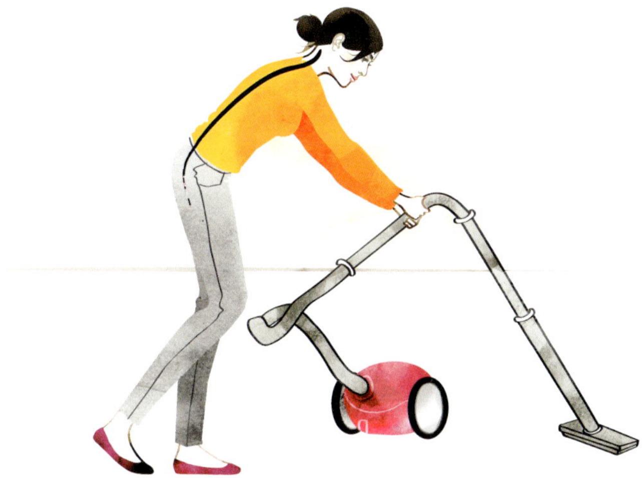

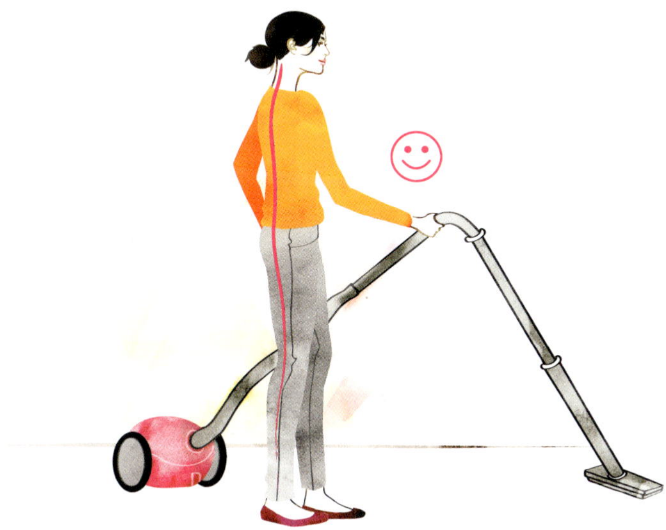

Beim neuen Staubsauger achten Sie darauf, dass das Rohr so lang ist, dass Sie aufrecht arbeiten können.

Hocker oder Gegenstand, der sich anbietet. Sie verringern dadurch die Kippung des Beckens, reduzieren die Hohlkreuzstellung und entlasten die Lendenwirbelsäulengelenke.

Körnermüsli strengt an

Normalerweise gleiten bei jedem Öffnen und Schließen des Mundes die Gelenkflächen des Kiefergelenks reibungslos aneinander vorbei. Bei einer Kiefergelenkarthrose entsteht, wie bei anderen Arthrosen auch, eine aufgeraute Knorpeloberfläche. Nehmen Sie aber eine sehr harte Mahlzeit zu sich, z. B. ein Müsli mit Körnern, muss die Kaumuskulatur intensiv arbeiten.

Die Muskulatur im Kiefer zählt zu den kräftigsten im Körper und ist in der Lage, extrem hohe Kräfte zu entfalten. Genau diese hohen Kräfte wirken aber als Druck auf den geschädigten Knorpel des Kiefergelenks. Beim Kauen passiert nun: Zunächst setzen Sie die aufgerauten Kiefergelenk unter hohen Druck. Im Verlauf des Kauvorgangs werden die rauen Gelenkpartner zusätzlich gegeneinander verschoben. Dass kann die Knorpeloberfläche erheblich schädigen.

Was Sie tun können

Verzichten Sie daher auf die harten Körner im Müsli. Möchten Sie das aus ernährungsphysiologischen Gründen nicht, so weichen Sie die geschroteten Körner über Nacht ein. Vermeiden Sie Speisen, die kraftvolles Beißen oder Kauen erfordern.

Stehen ist besser als Sitzen

Die Auswahl der Sitzmöbel reicht von eher harten Holzstühlen und Barhockern über weiche Sofas bis hin zu ergonomisch geformten Sesseln oder gar Bällen. Meist wählen wir die vermeintlich bequemen, sehr flachen und weichen Sitzmöbel, in die man weit einsinkt. Dadurch kommt es zu einer spitzwinkligen Beugung der Hüftgelenke, zu einer starken Kippung des Beckens sowie zu einer zunehmenden Beugefehlstellung der Gelenke. Die Lendenwirbelsäule wird darüber unphysiologisch gebeugt. Die Kniegelenke werden ebenfalls belastet, da sie weit über 90 Grad abgewinkelt sind, was den Druck im Gelenk stark erhöht.

Was Sie tun können

Auf einem höheren und härteren Sitzmöbel, z. B. einem Stehstuhl, können Sie die

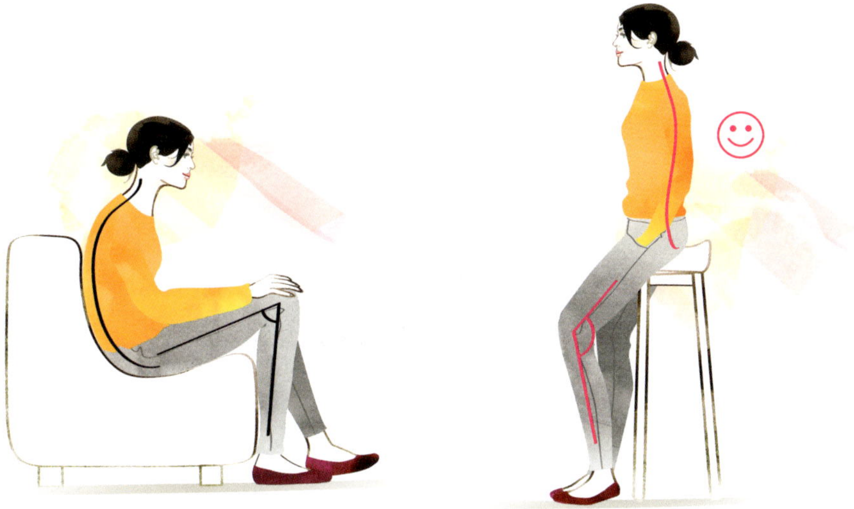

Besser für die Gelenke ist eine möglichst gestreckte Sitzhaltung.

übermäßige Beugung von Hüfte und Knie vermeiden. So ein Stuhl besitzt eine höhenverstellbare Sitzfläche, die Sie so einstellen können, dass Sie im Sitzen die Beine fast ganz gestreckt halten. In dieser Stellung schonen Sie Knie- und Hüftgelenke und bringen die Wirbelsäule in eine entlastende, aufrechte Position. Das wiederum reduziert die unphysiologische Beckenkippung und entlastet die Lendenwirbelsäule.

Fitmacher für Ihre Schultern

Das Schultergelenk ist außerordentlich beweglich. Und wie oft belasten wir es im Übermaß! Auch eine stabile Schultermuskulatur hält das Gelenk stabil.

Das Schultergelenk ist außerordentlich beweglich. Es ermöglicht Vorwärts- und Rückwärtsbewegungen, Beugung, Abspreizung und Anwinklung sowie Innen- und Außendrehung. Darüber hinaus zeichnet sich das Gelenk durch eine weitere Besonderheit aus:

Viele Gelenke, wie z. B. das Hüftgelenk, haben eine gute knöcherne Führung. Das heißt, die Hüftkopfkugel wird von der Hüftpfanne, einer Art Schale, weitestgehend umschlossen. Selbst wenn wir alle Muskeln, Bänder und Sehnen um das Gelenk herum entfernten, so wäre das Hüftgelenk weiterhin ein Gelenk, das sich stabil in alle Richtungen bewegen ließe.

Völlig anders sieht die Anatomie am Schultergelenk aus: Die Oberarmkopfkugel besitzt keinen Gegenspieler in Form einer umfassenden knöchernen Pfanne. Die Schulterpfanne ist eine flache, fast gerade Mulde. Eine knöcherne Stabilisierung findet fast nicht statt. Würden wir die Sehnen, Muskeln und Bänder um das Schultergelenk herum entfernen, wäre es völlig instabil. Der Arm fiele vom Körper einfach ab. Daher sind das Ineinandergreifen der muskulären Funktionen und die Stabilisierung über die Bänder und Sehnen außerordentlich wichtig.

Eine weitere Besonderheit ist das komplexe Zusammenspiel der Muskula-

tur. Wenn wir z. B. einen Finger beugen oder strecken, so sind in der Beugephase überwiegend ein oder zwei Beugemuskeln und in der Streckphase ein oder zwei Streckmuskeln tätig. Bei der Schulter ist dies viel komplizierter: Bei der Abspreizung sind bis zu sieben Muskeln im Zusammenspiel aktiv. Diese sind jedoch nicht gleichmäßig aktiv, sondern einige sind stark, andere schwach aktiv.

Die Koordination der Bewegungsabläufe und die Ausbalancierung der unterschiedlichen Muskelaktivitäten gestattet dem Schultergelenk dennoch ein hohes Maß an freier Beweglichkeit und guter Stabilität.

Erkauft wird dies mit einer erhöhten Anfälligkeit für Verschleißveränderungen sowohl im Sehnen-, Muskel- und Bandbereich als auch im Gelenkbereich selbst.

Die Schulterarthrose tritt mit einer Häufigkeit von ca. 2 Prozent auf. Das typischste Symptom in der Anfangsphase sind Schmerzen bei bestimmten Bewegungen, z. B. bei Über-Kopf-Bewegungen mit den Armen wie beim Föhnen oder Kämmen der Haare.

Kommt es zu begleitenden Entzündungen, so sind insbesondere nächtliche Schmerzen, wenn man auf der Schulter liegt oder die Hand unter den Kopf legt, eines der typischen Symptome.

Zu einer zunehmenden Steifheit und einem Kraftverlust im Bereich der Schulter kommt es erst im Spätstadium.

Typisch ist die 3er-Kombination aus einem diffusen Schulterschmerz an der vorderen und seitlichen Schulter, Druckschmerz beim Liegen in Seitenlage sowie Beeinträchtigungen der Beweglichkeit und Schmerzhaftigkeit bei Über-Kopf-Bewegungen, z. B. beim Haarefönen, oder wenn man beim Schlafen den Arm unter den Kopf legt.

Vorbild: der Briefträger

Verschleißerscheinungen am Schultergelenk befinden sich am eigentlichen Schultergelenk oder dem Schultereckgelenk. Mitunter schmerzt bereits der ruhig herabhängende Arm. Der Betroffene versucht verzweifelt, eine schmerzfreie, entlastende Position des Armes zu finden.

Was Sie tun können

Denken Sie einmal an den guten alten Briefträger, der in einer umhängenden Tasche seine Briefe untergebracht hatte. Diese Tasche bringt den Arm in eine Abspreizstellung von ca. 15–20 Grad, die die Schulter bestmöglich entlastet. Ahmen Sie diese Briefträgertasche mit einem Kissen nach. Nehmen Sie sich ein kleines Sofakissen in die Achselhöhle, sodass der Arm ruhig und entspannt darauf mit ca. 15–20 Grad Abspreizung ruht. Das entlastet Ihr leidendes Schultergelenk optimal.

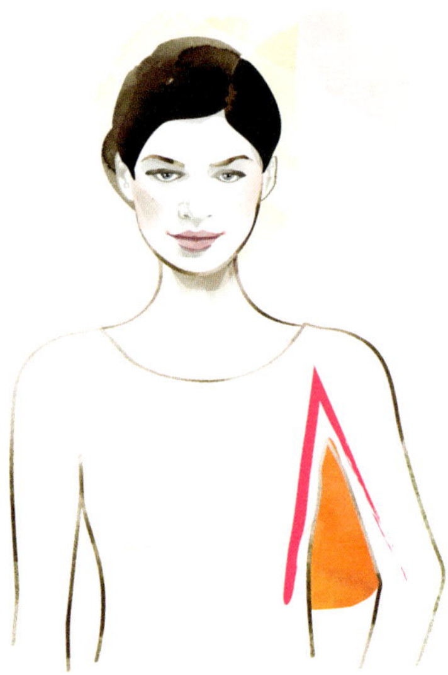

Ist der Arm leicht abgespreizt, entlastet das die Schulter sehr. Ein Kissen bringt teils schon Linderung.

Klettern Sie am Türrahmen hoch!

Die Schulterarthrose schmerzt nur mäßig, allerdings ist die Bewegung stark eingeschränkt. Da das Schultergelenk nicht zu den lasttragenden Gelenken zählt, sind Reizzustände (z. B. Entzündungen) eher selten. Das Gelenk neigt aber dazu, rasch in der Beweglichkeit eingeschränkt zu sein – vor allem bei Abspreizung und Über-Kopf-Bewegung.

Was Sie tun können

So können Sie Beweglichkeit Ihres Schultergelenks trainieren:

- Stellen Sie sich in einen Türrahmen und klettern Sie mit beiden Armen schrittweise den Türrahmen hoch, indem Sie die Hände immer weiter nach oben krabbeln lassen. Treten Schmerzen auf, führen Sie den Arm nicht weiter nach oben. Wiederholen Sie diese Übungen täglich möglichst mehrfach.
- Nehmen Sie die Aufwärtsbewegung in kleinen Schritten und nicht ruckartig vor.
- Wiederholen Sie diese Übung täglich etwa 10-mal. Wenn Sie kontinuierlich trainieren, können Sie Ihre Beweglichkeit erhalten bzw. verbessern.

Der Bohrhammer zertrümmert Ihr Gelenk

Sich wiederholende starke Stöße auf ein Gelenk unter Belastung schädigen sehr schnell den Knorpelaufbau. Ein typisches Beispiel ist der Bohrhammer. Während der Mensch die Bohrmaschine kraftvoll gegen eine Wand pressen muss, um den Bohrer eindringen zu lassen, erhält er die mechanischen Schläge des Bohrers auf die Hand, den Ellenbogen und die Schulter zurück. Die Schlagimpulse des Bohrhammers werden im Gelenk auf die Schulter übertragen.

Wenn ein Gelenk bereits vorgeschädigt ist, dann verringert sich auch die natürliche Dämpfung durch den Knorpel. Betroffene sollten einen Bohrhammer dann nicht mehr benutzen. Sollten Sie zu den Personen gehören, die berufsbedingt täglich und lange damit arbeiten, sind die Schäden, die durch Bohrhämmer und Presslufthämmer ausgelöst werden, übrigens als Berufserkrankung anerkannt.

Was Sie tun können

Vermeiden Sie bei Arthrosebeschwerden im Bereich der Hände, Ellenbogen oder Schulter Arbeiten mit einem Bohrhammer oder ähnlichen Werkzeugen, die zu schlagartig rhythmischen Belastungen führen.

Frühjahrsputz mit Hilfe

Alltagsbewegungen, die Sie mit einer Bewegung der Arme in Körperhöhe ausüben, sind meist ohne jegliche Schmerzen durchgeführt. Auch wenn Ihr Schultergelenk arthrotisch verändert ist, bekommen Sie keine Probleme. Diese Arthroseformen fallen mitunter nur durch einen sogenannten Anlaufschmerz nach einer längeren Ruhephase auf.

Lange Über-Kopf-Bewegungen, wie längeres Föhnen der Haare oder das Aufhängen von schweren Vorhängen, verstärken jedoch die Belastung auf das Schultereckgelenk und die Schulter erheblich. Sie lösen entzündliche Veränderungen in der Schulter und im Schulterweichteilmantel aus. Solche schweren, oft hartnäckigen Entzündungen treten typischerweise nach dem Frühjahrsputz (durch das Aufhängen von mehreren Vorhängen), nach dem Streichen einer Decke oder anderen Über-Kopf-Arbeiten auf.

Was Sie tun können

Wenn Sie unter einer Schultereckgelenk- oder Schultergelenkarthrose leiden, vermeiden Sie Über-Kopf-Arbeiten, besonders unter Last. Lassen Sie sich von jemandem mit gesunden Schultern helfen, damit langwierige, entzündliche Veränderungen im Bereich der Schulter gar nicht erst entstehen.

Vermeiden Sie den Handynacken

Sehr viele Menschen verbringen zunehmend Zeit mit dem Smartphone, E-Reader oder Tablet. Eine dabei typische Position ist ein nach vorn geneigter Nacken, der zu Überlastungen der Wirbelsäule führt. Verspannte Muskeln und Schmerzen im Schulter-Nacken-Bereich sind die Folge. Die Verspannung belastet die Wirbelgelenke, vor allem die der Halswirbelsäule zunehmend, und das kann einer Abnutzung mit Arthrose Vorschub leisten.

Folgende Schwierigkeiten entstehen, wenn Sie im Stehen Ihr Handy oder Ihr Tablet mit nach vorn geneigtem Kopf für längere Zeit nutzen:

- Bereits die Neigung der Halswirbelsäule um 15 Grad nach vorn verdreifacht die Belastung durch das Gewicht des Kopfes – und dann wirken sich die Hebel ungünstig aus.
- Neigen Sie den Kopf 45 Grad nach vorn, wirken die Kräfte schon fünffach auf die Halswirbelsäule. Darüber erhöht sich das Gewicht Ihres Kopfes über die Hebelwirkung auf 20 Kilogramm.

Überlegen Sie sich einmal: Ihre Muskulatur, die Gelenke und Bandscheiben müssen also ein Gewicht von 20 Kilogramm extra tragen – das entspricht dem Gewicht einer Kiste Mineralwasser. Und das kann zu verhärteten Muskeln, Kopfschmerzen und Verschleißerscheinungen führen.

Was Sie tun können

Kurzum: Je weniger Sie den Nacken beugen, desto geringer ist die Belastung der Halswirbelsäule. Halten Sie daher Ihr Handy nicht flach zum Boden gerichtet, sondern stellen Sie es aufrecht. Denn je höher Sie das Gerät halten, desto weniger müssen Sie den Kopf neigen. Unterbrechen Sie die monotone Haltung, indem Sie regelmäßig Pausen einlegen. Kombinieren Sie die Pausen mit kurzen Lockerungsübungen, indem Sie den Kopf nach links und rechts drehen. Ziehen Sie auch die Schultern hoch und lassen Sie sie wieder fallen. Blicken Sie auch besser mit den Augen nach unten, anstatt den Kopf nach vorn zu beugen.

Stärken Sie Ihren Nacken mit sportlichen Übungen, am besten ein- bis zweimal die Woche. Hat sich Ihr Nacken stark verspannt, bringen Sie lokal Wärme auf, z. B. eine Wärmflasche, ein Körnerkissen, feucht-warme Wickel.

Dehnen Sie zusätzlich Ihre Halswirbelsäule! Bedenken Sie dabei: Oft legt man bei Beschwerden den Kopf in den Nacken und überstreckt ihn. Bitte machen Sie das nicht, da die Bewegung den Druck auf die Wirbelgelenke und die Bandscheibe enorm erhöht. Dehnen Sie Ihren Nacken besser, indem Sie den Kopf zur Seite neigen oder langsam drehen.

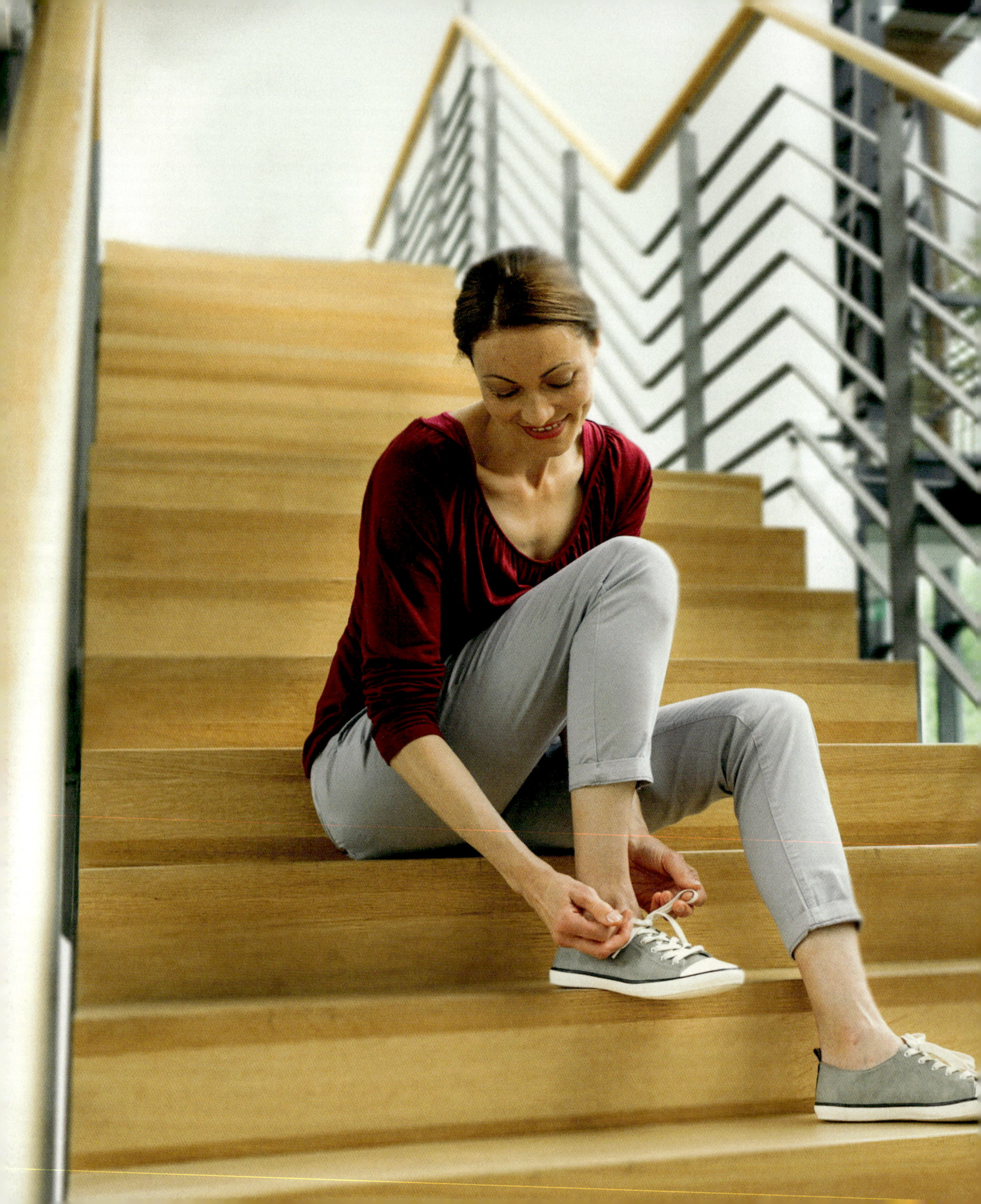

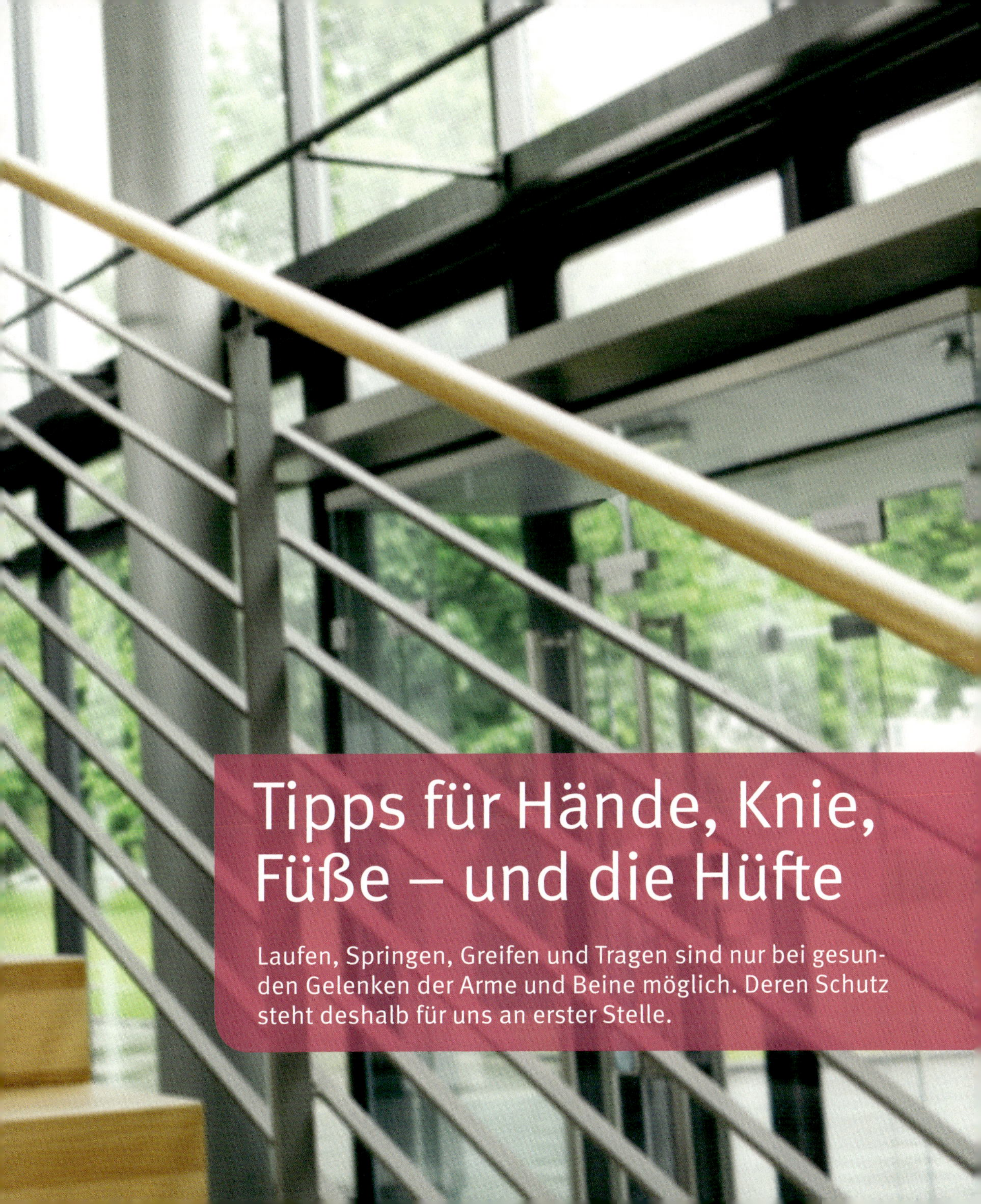

Tipps für Hände, Knie, Füße – und die Hüfte

Laufen, Springen, Greifen und Tragen sind nur bei gesunden Gelenken der Arme und Beine möglich. Deren Schutz steht deshalb für uns an erster Stelle.

Gutes für die Hände

Unsere Hände sind Wunderwerke der Natur. Feinfühliges Tasten, zartes Greifen oder kraftvolles Zupacken beanspruchen sie ganz unterschiedlich.

Unsere Hände sind Wunderwerke der Natur: Feinfühliges Tasten, zartes Greifen oder kraftvolles Zupacken sind ganz unterschiedliche Beanspruchungen. Die Arthroseentwicklung in den Fingergelenken passiert häufig. Jede zweite Frau ist betroffen. Bei den Männern tritt sie mit 40 Prozent etwas seltener auf.

Meist ist nicht nur ein Gelenk, sondern sind mehrere Gelenke betroffen. Wir sprechen dann von einer Fingerpolyarthrose. Zwischen dem 30. und 40. Lebensjahr tritt diese typischerweise auf und ist auch familiär gehäuft. Hat oder hatten Ihre Mutter oder Großmutter arthrotische Finger, dann steigt auch Ihr Risiko.

Wir unterscheiden je nach Gelenkbefall die sogenannten Heberdenarthrose – sofern die Endgelenke befallen sind– und die Bouchardarthrose – sofern es die Mittelgelenke sind.

Eine Besonderheit stellen die Daumensattelgelenksarthrose und die Rhizarthrose dar.

Diese Arthroseformen beginnen meist schleichend. Häufig ist zunächst morgendlich nur eine Steifigkeit vorhanden. Im Weiteren kommt es zu einer spindelförmigen Verdickung der Gelenke. Darüber hinaus können die Finger zur Seite abweichen und krumm werden. Die-

ser Verlauf kann – und das ist das Besondere an der Hand – auch völlig schmerzfrei verlaufen.

Die knotenförmigen Verdickungen können sich aber auch entzünden, dann treten schmerzhafte Rötungen und Schwellungen auf. Bei der Fingergelenksarthrose kann deshalb eine sogenannte Blickdiagnose gestellt werden. Bereits das typische Erscheinungsbild ist beweisend. Häufig wird die Arthrose aber mit Rheuma verwechselt. Der Unterschied ist, dass bei der Arthrose zunächst der Verschleiß des Gelenkes und dann die Entzündung auftritt, während beim Rheumabefall der Hände zunächst die Entzündung und erst in der Folge der Gelenkverschleiß auftritt. Die Röntgenuntersuchung bringt hier Klärung.

Spielen Sie mit dem Zollstock Karten!

Wenn Sie statisch etwas festhalten, setzen Sie den Knorpel dauerhaft unter Druck.

Gehen Sie mit offenen Augen durch Ihren Alltag und suchen Sie nach solchen Belastungen. Sie werden feststellen, dass sie gar nicht so selten sind. Ein typisches Beispiel ist das Halten von Spielkarten. Die meisten Menschen pressen die Spielkarten zwischen Daumen und den gegenüberliegenden Fingern fest.

Was Sie tun können

Ein relativ einfaches Hilfsmittel, um solche Belastung zu vermeiden, ist ein gewöhnlicher Zollstock.

Legen Sie ihn flach auf den Tisch und stecken Sie nun die Karten zwischen die einzelnen Abschnitte des Zollstockes. Ihre Fingergelenke werden es Ihnen danken, und Ihre Schulter-Nacken-Muskulatur kann entspannt und locker bleiben. Eine weitere Hilfe zur Entlastung der Fingergelenke bieten die im Handel erhältlichen Kartenhalter.

Nutzen Sie Ihre beiden Hände!

Je größer die Kraft ist, die auf ein Gelenk einwirkt, umso höher ist die Belastung für den Knorpel, was vor allem bei aufgerauter Knorpeloberfläche zu Gelenkschäden führt. Bemühen Sie sich daher, die Kräfte, die auf ein Gelenk einwirken, möglichst niedrig zu halten.

Was Sie tun können

Verteilen Sie die Lasten möglichst gleichmäßig, um Kräfte zu reduzieren. Greifen Sie Gegenstände, z. B. einen Küchentopf, statt mit einer Hand mit zwei Händen; so verteilt sich die Last auf beide Hände. Für jede einzelne Hand halbiert sie sich. Darüber hinaus reduzieren Sie die einwirkende Kraft auf Hand, Ellenbogen und Schultergelenk, je näher Sie die Last am Körper tragen. Benutzen Sie daher immer beide Hände und halbieren Sie so die Belastung der Hände.

Lasten ohne Griff heißt Spannung

Sie kennen sicher das Problem: Sie möchten eine schwere Last anheben und tragen, sie besitzt jedoch keinen Griff. Zunächst rutschen Sie mit der Hand ab, sodass Sie in eine Art Krallengriff übergehen. Das erhöht den Druck auf die Fingerspitzen, damit die Last nicht abrutscht. Zu guter Letzt halten Sie die Fingergelenke meist in einer endgradig starken Beugestellung, sodass es zu einer maximalen Anspannung der Gelenkkapsel kommt.

Was Sie tun können

Gerade wenn Sie Lasten festhalten und tragen müssen, sollten Sie auf bestmögliche Kraftübertragung und optimale Position der Finger- und Handgelenke achten. Das gelingt nur, wenn Sie Tragegriffe benutzen. Diese Hilfsmittel bringen das Handgelenk in eine optimale Position, und sie vermeiden Endstellungen der Fingergelenke sowie hohe Druckbelastungen. Nutzen Sie Hilfsmittel oder konstruieren Sie sich zusätzliche Tragegriffe.

Je dicker die Griffe sind, desto geringer ist die Belastung der Fingergelenke und umso leichter lassen sich Lasten tragen.

Vermeiden Sie das Auswringen mit den Händen!

Bei Hand- oder Fingergelenkarthrosen ist das Auswringen eines nassen Lappens eine der übelsten Misshandlungen der Gelenke. Wenn Sie raue Gelenkflächen unter Druck gegeneinander bewegen oder in ungünstige Stellung zueinander bringen, können Sie eine sofortige weitere Schädigung der Knorpeloberfläche hervorrufen.

Durch das kraftvolle Greifen des Lappens beim Auswringen eines Putzlappens werden die Gelenke in maximaler Beugestellung unter hohem Druck gegeneinander bewegt. Das Auswringen führt jetzt zu einer Drehbewegung (Rotation) der Gelenke gegeneinander, was zu einer hohen Scherbelastung der Knorpeloberfläche unter Druck führt.

Was Sie tun können

Vermeiden Sie diese Knorpelschäden, indem Sie mechanische Auswringhilfen für Putzlappen benutzen. Die von Profis benutzten mechanischen Auswringhilfen für Bodenwischer gibt es auch für den alltäglichen Gebrauch zu kaufen.

Raps hilft den Händen

Eine Arthrose an den Händen ist die sogenannte Heberden- und/oder Bouchard-Arthrose in den Fingerend- und/oder Fingermittelgelenken. Diese meist familiär vorkommende Form der Fingerarthrose führt schubweise zu schmerzhaft entzündlichen Veränderungen und verformt die Gelenke.

Was Sie tun können

Diese Tiefenerwärmung mit begleitender Gelenkgymnastik können Sie relativ unkompliziert selbstständig durchführen:

- Besorgen Sie sich etwa 2,5 Kilogramm ungemahlenen Rapssamen.
- Erwärmen Sie ihn im Backofen auf ungefähr 200 Grad.
- Nachdem der Rapssamen sich auf eine angenehme Temperatur abgekühlt hat, greifen Sie mit beiden Händen tief in die Schüssel und kneten den Rapssamen mit beiden Händen, solange er warm ist.
- Alternativ können Sie Handbäder in Quarzsand (z. B. Vogelsand aus der Zoohandlung) durchführen, den Sie in der Mikrowelle in einer Schüssel aufheizen.

Baden wie im Toten Meer

Arthrose kann die Finger unbeweglicher machen. Die Glieder versteifen und schmerzhafte Reiz- und Entzündungszustände treten auf. Schon früh hat man die wohltuende Wirkung des Toten Meeres bei Arthroseerkrankungen erkannt. Wirksam ist die hohe Salzkonzentration. Beginnen Sie daher jeden Tag mit einem Bad der Hände in einer Solelösung.

Was Sie tun können

Füllen Sie in eine Schüssel oder einen kleinen Eimer Wasser (handwarm) und geben vier Esslöffel Meersalz je Liter Wasser hinzu. Mit einem Schwamm oder einem Schaumstoffball in Tennisballgröße führen Sie anschließend im Wasser weiche, harmonische Greifübungen durch, indem Sie den Schwamm weich und ohne Schmerzen auspressen und anschließend wieder loslassen. Wiederholen Sie die Übung 10–15 Minuten.

Vergessen Sie nicht, die Hände anschließend einzucremen, damit Ihre Haut nicht austrocknet.

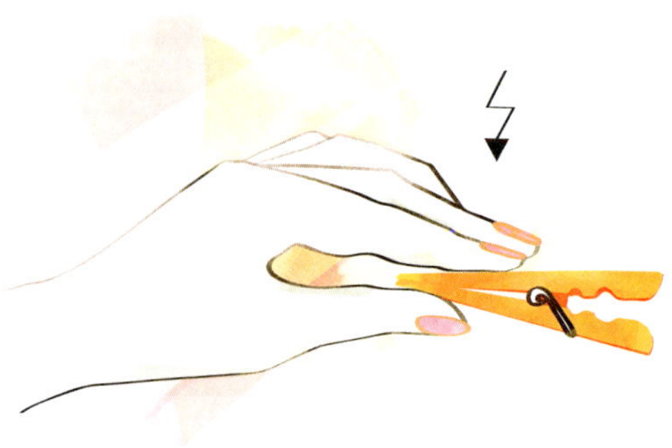

Wäscheklammern schaden Ihren Fingern

Haben Sie eine Arthrose im Bereich der kleinen Finger- und der Daumengelenke, wird Ihnen sehr schnell im Alltag bewusst, welche Arbeiten zu einer Belastung der Fingergelenke führen. Oft sind es die immer wiederkehrenden Aufgaben mit sich ständig wiederholenden Druckbelastungen, die zu schmerzhaften Belastungen der Gelenke führen.

Ein typisches Beispiel ist das Aufhängen von Wäsche auf der Wäscheleine. Das Zusammendrücken der Wäscheklammern gegen den Widerstand der Feder bewirkt eine erhebliche Druckbelastung auf den

« Diese Fingerhaltung sollten Sie unbedingt vermeiden.

Daumen sowie die Gelenke des Zeigefingers.

Was Sie tun können

Benutzen Sie Aufsteckklammern, die keine Federn haben, sondern durch ihre vorgegebene Form selbstständig – ohne Druck durch die Finger – die Wäsche auf der Leine festklemmen.

Hände lieben dicke Griffe

Der Alltag fordert von den Fingergelenken erhebliche Kräfte, z. B. beim Lösen einer fest sitzenden Schraube oder beim Schneiden eines schweren Stoffs. Wir verwenden meist feine, grazile Werkzeuge, die einen nahezu kompletten Faustschluss fordern, um das Werkzeug festzuhalten – was die Gelenke nahe an ihre Endstellung bringt. Das spannt die Kapsel der Fingergelenke, drückt auf den Knorpel setzt die Scherkräfte frei.

Was Sie tun können

Sie können mit einfachen Mitteln Abhilfe schaffen, etwa indem Sie den Griff des Werkzeugs verdicken. Diese einfache

Starke Scherkräfte wirken auf Ihre Gelenke und verursachen Schmerzen.

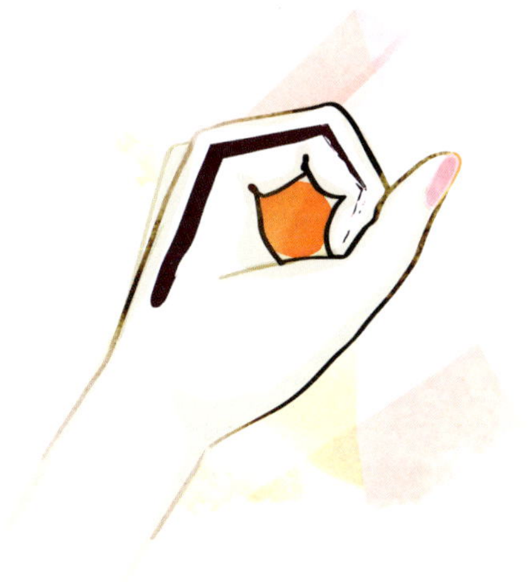

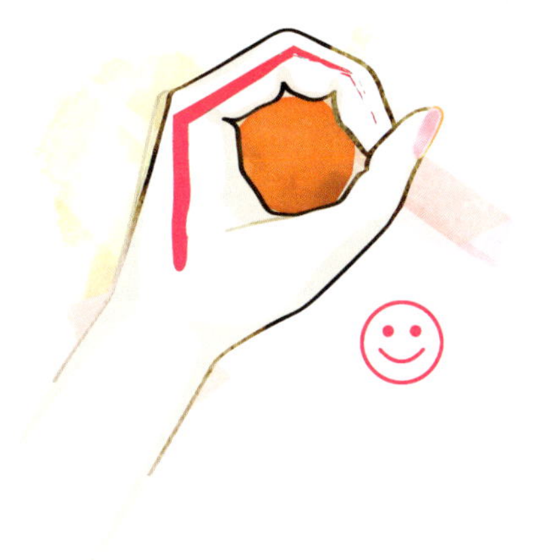

Maßnahme verhindert die endgradige Beugestellung des Gelenks. Alltagsgegenstände mit Griffverdickung können Sie in vielfältiger Ausführung erwerben. Sofern das nicht hilft, können Sie eine einfache feste Schaumstoffhülse über den Griff stülpen, der das Zugreifen erleichtert.

Zügeln Sie den Daumen!

Stark belastete Gelenke können Sie schützen, indem Sie sie mit einem Tapeverband

Was Sportler können, können Sie auch: Tapen Sie Ihren schmerzenden Daumen.

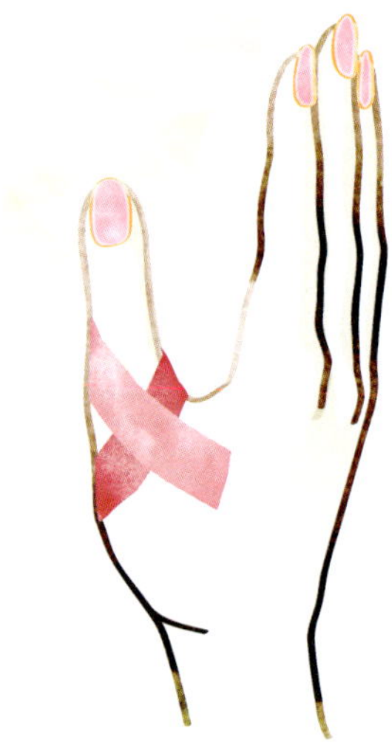

stützen. Das heißt, Sie legen einen Pflasterzügelverband an. Sie kennen das sicher von Volleyballern, Handballern oder Boxern. Durch eine einfache Tapezügelung können Sie z. B. Ihr Daumensattelgelenk im Alltag weitestgehend vor übermäßigen Belastungen schützen.

Was Sie tun können

Besorgen Sie sich in der Apotheke ungefähr 1–1,5 Zentimeter breites Tape. Reißen Sie davon einen etwa sechs bis acht Zentimeter langen Streifen ab und legen Sie ihn in Abspreizstellung an den Daumen an. Dieser einfache schalförmige Zügelungsverband reduziert die Druckeinwirkungen auf das Daumensattelgelenk erheblich.

Eine Hülse für den Daumen

Das Daumengelenk besitzt viel Bewegungsfreiheit, die es aber anfällig für Arthrosen macht. Der Daumen ist den anderen vier Fingern gegenübergestellt, das Daumengelenk wirkt als Federlager. Beim kraftvollen Zupacken werden hohe Kräfte auf das Gelenk übertragen, was bei Arthrose schmerzt.

Was Sie tun können

Über eine »Daumenorthese« können Sie die Belastung reduzieren. Das ist eine stabile, hülsenförmige Stütze, die Sie über das Daumensattelgelenk stülpen und die meist mit einem Klettverschluss am Handgelenk befestigt ist. Das schränkt das Daumengelenk in seiner Bewegungsfreiheit ein, die zu übertragenden Kräfte werden vom Gelenk weg über die Bandage geleitet. Achten Sie darauf, dass die Daumenorthese exakt angepasst ist und nicht drückt. Nur so werden Sie sie auch regelmäßig im Alltag tragen. Die kleinsten Hülsen sind wie ein Ring gestaltet und haben einen hohen Tragekomfort.

Ziehen Sie den Daumen gesund!

Arthrosen des Daumengelenks führen zu Versteifungen und schränken die Beweglichkeit ein, verkürzen die Kapsel- und Bandstruktur und bewirken letztlich eine erhöhte Dauerdruckbelastung des Knorpels. Der typische Wechsel zwischen Be- und Entlastung kann nicht mehr stattfinden, Druckerhöhung und Ernährungsstörungen beschleunigen die Arthrose.

Was Sie tun können

Sie können Ihren geschädigten und versteiften Daumen jedoch selbst sehr effektiv mobilisieren. Umfassen Sie den betroffenen Daumen mit Daumen, Zeige- und Mittelfinger und ziehen ihn unter leicht schüttelnden Bewegungen in die Länge. So dehnen Sie die Kapsel-Band-Struktur, entlasten den Knorpel und gewährleisten den notwendigen Flüssigkeitsaustausch für den Knorpel. Führen Sie regelmäßig, am besten mehrmals täglich, diese Kapseldehnung und Mobilisation des Daumengelenks für ein bis zwei Minuten durch.

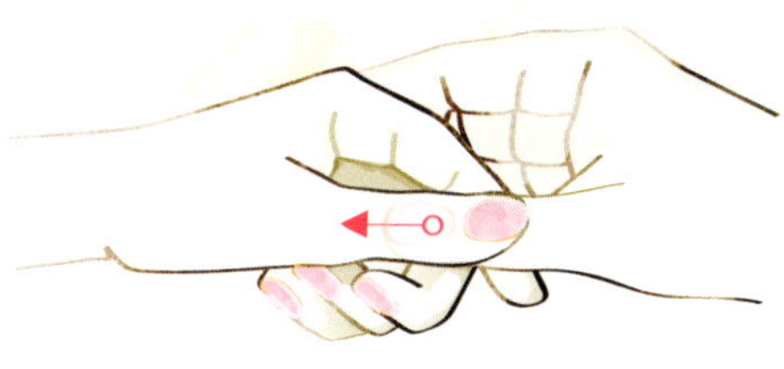

» Geschüttelt, nicht gedrückt – so helfen Sie ihrem geschädigten und versteiften Daumen.

Drei Übungen pressen die Steifheit weg

Ist die Fingerfertigkeit eingeschränkt, fallen Gegenstände fallen aus der Hand, Bewegungen sind mühselig. Aber Sie können dagegen etwas tun!

Typische Symptome einer Arthrose der Fingergelenke sind Schmerzen, Kälte- und Nässeempfindlichkeit sowie eine zunehmende Steifheit der Fingergelenke. Diese Steifheit kann so weit gehen, dass viele Alltagsbewegungen der Finger nicht mehr möglich sind, z. B. Schreiben, Einfädeln eines Fadens in ein Nadelöhr, Einwurf einer Münze in einen Geldschlitz.

Nur durch regelmäßige Gelenkübungen können Sie auf Dauer die Beweglichkeit Ihrer Finger erhalten. Sie benötigen nur einen weichen Schaumstoffball, den Sie im Spielwarenhandel (Ball für Softtennis, Kinderschaumstoffspielball) erhalten. Jede der folgenden Übungen führen Sie zwei bis drei Minuten aus.

Übung 1

Setzen Sie sich an einen Tisch und legen den Unterarm und die Handkante bequem gerade auf. Fassen Sie den Ball mit allen fünf Fingern und kneten Sie ihn. Die Übung wiederholen Sie mit der zweiten Hand.

Übung 2

Umfassen Sie den Ball mit einer Hand. Drücken Sie nun zunächst mit dem Daumen, dann mit dem Zeigefinger, danach mit dem Mittelfinger, dann mit dem Ringfinger und zuletzt mit dem kleinen Finger in Richtung Daumenballen. Auch diese Übung wiederholen Sie mit der zweiten Hand.

Übung 3

Legen Sie die Hände aneinander (Daumen nach oben). Nehmen Sie den Ball zwischen beide Handflächen. Drücken Sie jetzt mit beiden Daumen mehrmals kräftig in Richtung der kleinen Finger.

Tipp

Sollten Ihnen diese Übungen Schwierigkeiten bereiten oder gar unangenehm sein, probieren Sie die eine Variante aus. Sie finden Sie unter »Raps hilft den Händen« (Seite 71). Statt Rapssamen können Sie auch Quarzsand nehmen.

Dann füllen Sie eine Schüssel mit Quarzsand (dazu eignet sich z. B. Vogelsand aus der Tierhandlung). Erwärmen Sie ihn in der Mikrowelle so, dass er für Ihre Hand fühlbar warm, jedoch noch nicht unangenehm heiß ist. Stecken Sie die Hand tief in den Quarzsand und verbleiben dort drei bis fünf Minuten. Beginnen Sie mit zarten Bewegungsspielen der Finger, so, als wollten Sie Klavier spielen. Erst wenn das schmerzfrei möglich ist, gehen Sie zu den Bewegungsübungen mit dem Ball über. Führen Sie alle Fingerübungen nur bis zur Schmerzgrenze, jedoch nicht darüber hinaus durch.

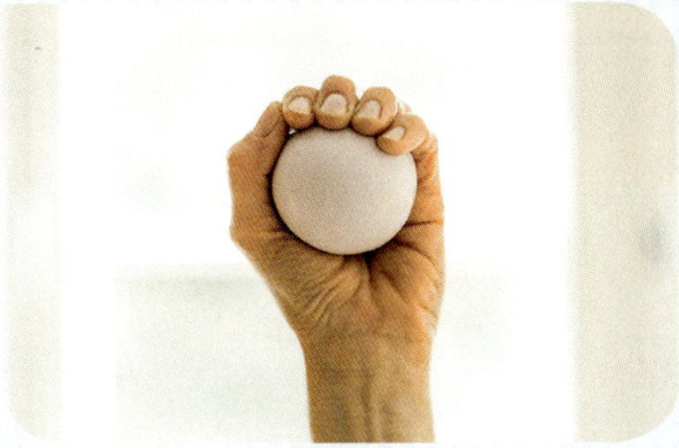

Legen Sie den Arm locker auf den Tisch und kneten Sie den Ball gleichmäßig durch.

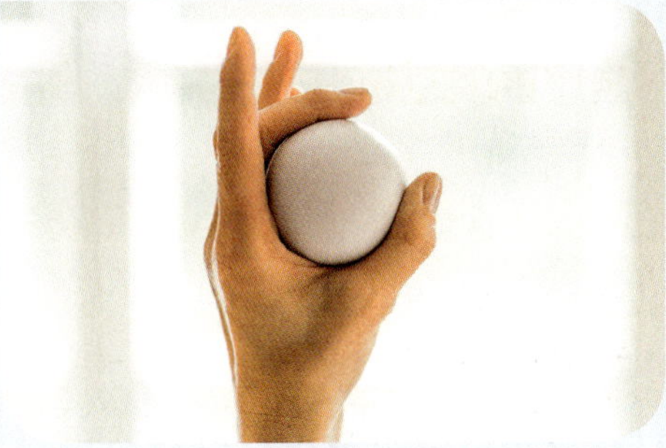

Die Richtung der Bewegung ist mit jedem Finger hin zum Daumenballen.

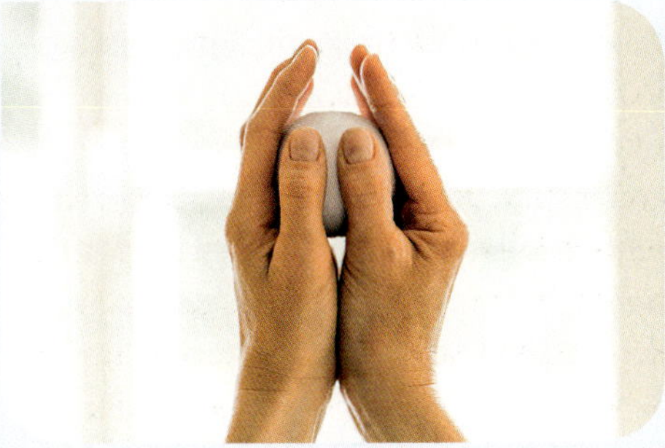

Wie zum Gebet legen Sie die Hände aneinander und trainieren über Druck.

Neuer Schwung für die Hüften

Die Hüftgelenke sind unsere großen, lasttragenden Gelenke. Lassen Sie sich inspirieren, wie Sie den Dreh- und Angelpunkt Ihres Körpers entlasten.

Die Hüftgelenksarthrose ist die häufigste Arthroseform. In Deutschland erhalten infolge einer Hüftarthrose jährlich ca. 150 000 Patienten künstliche Hüftgelenke.

Die Ursachen können ganz unterschiedlich sein: Zunächst klagen die Patienten über belastungsabhängige Schmerzen, häufig in der Leiste. Meist ist nach einer längeren Ruhephase der Laufbeginn oder das Aufrichten nach längerem Sitzen schmerzhaft und wird mit zunehmender Gewöhnung geringer. Hierbei spricht man vom typischen morgendlichen Einlaufen des Gelenks. Außerdem bemerkt der Betroffene zunächst eine Bewegungseinsteifung bei der Beugung mit Abspreizung, wie typischerweise beim Schuhebinden.

Wir unterscheiden die Arthroseentwicklung ohne erkennbare Ursachen und die Arthroseentwicklung als Folge einer vorausgegangenen erkennbaren Schädigung. Im ersten Fall sprechen wir von einer idiopathischen Hüftarthrose. Im zweiten Fall von einer sekundären Hüftarthrose.

Bei den sekundären Hüftarthrosen kann die Arthrose Folge eines vorausgegangenen Unfalles sein oder ist häufig anlagebedingt durch eine Fehlform der Hüfte. Diese Fehlformen nennen wir Hüftdysplasien.

Darüber hinaus sind auch Aufbaustörungen des Hüftkopfs, insbesondere im Kindes- und Jugendalter bekannt. Seltener treten Infektionen der Hüfte auf, die den Knorpel zerstören.

Auch rheumatische Erkrankungen können das Hüftgelenk zerstören. Besteht der Verdacht, so beweist das Röntgenbild die Arthrose.

Automatikgetriebe bei Beinarthrose

Bei einer Arthrose des Knie-, Hüft- und Sprunggelenks belasten kraftvolle Bewegungen aus starker Beugung die Knorpeloberfläche.

Was Sie tun können

Nicht immer können wir diese Bewegungen vermeiden. Aber manchmal doch: Viele von uns sind im Alltag auf ihr Auto angewiesen. Beim Schaltgetriebe müssen wir ständig das Kupplungspedal bedienen. Dabei wird aus einer Knie- und Hüftbeugung heraus das Bein mit Kraft gestreckt. Das Automatikgetriebe bietet viele entscheidende Vorteile. Die Druckentfaltung aus der Beugestellung heraus ist nicht notwendig, Sie können das Bein lang ausgestreckt in einer entlastenden Position halten. Ein Automatikgetriebe schont daher die Gelenke von Sprunggelenk, Knie und Hüfte. Bei einer Neuanschaffung eines Pkws können Sie das möglicherweise beachten.

Hilfe durch die Pendelgrätsche

Das Hüftgelenk ist ein Kugelgelenk. Über den kugelförmigen Hüftkopf ist – wie eine Schüssel – die Hüftpfanne gestülpt. Je weiter die Hüftpfanne den Hüftkopf überdacht, umso besser verteilt sich die Kraft.

Bei der Hüftarthrose entsteht eine zunehmende Beuge- und Anspreizfehlhaltung (d. h., die Beine werden beim Gehen enger aneinander geführt). Deshalb ist der Hüftkopf schlechter überdacht.

Was Sie tun können

Legen Sie sich auf den Rücken. Stellen Sie die Füße an, sodass Ihre Kniegelenke locker und unter 90 Grad gebeugt sind. Bewegen Sie die betroffene Seite langsam und ohne Kraft nach außen, und nähern Sie das Knie in weichen, rhythmischen Bewegungen zunehmend dem Boden. Arbeiten Sie nicht mit Kraft! Das Eigengewicht des Beins reicht völlig aus, um in weichen, sich rhythmisch wiederholenden Bewegungen die innere Kapselregion sowie die Muskulatur zu dehnen.

- Arbeiten Sie allein mit dem eigenen Körpergewicht und beugen Sie so einer Hüftarthrose vor.

Abspreiztraining für die kranke Hüfte

Schreitet die Hüftarthrose fort, gerät das Gelenk zunehmend in eine Beugung- und Abspreizstellung. Das verringert die

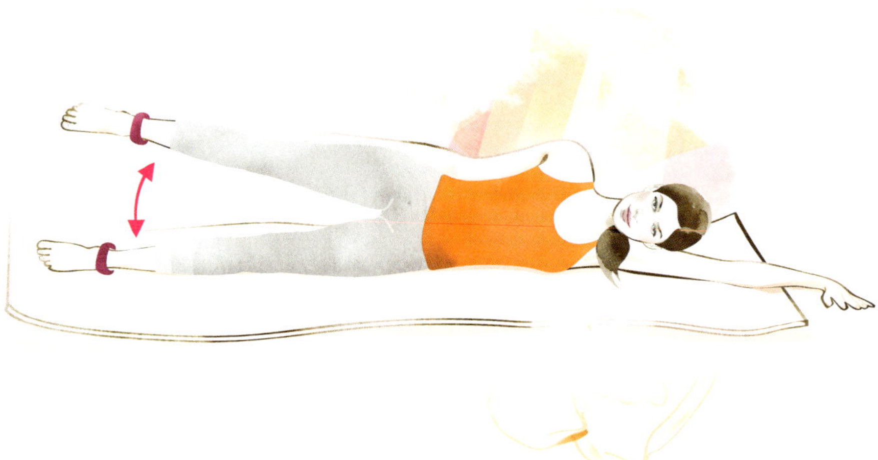

Knorpelfläche, die sie für Bewegung nutzen kann.

Was Sie tun können

Führen Sie frühzeitig ein sogenanntes Abduktionstraining durch:

- Legen Sie sich in Seitlage auf die gesunde Hüfte, die Beine liegen seitlich übereinander.
- Heben Sie das obere Bein, das der betroffenen Hüfte, seitlich von der Unterlage so weit ab, wie es schmerzfrei möglich ist, und halten es zehn Sekunden.
- Dann legen Sie es wieder entspannt ab.
- Wiederholen Sie diese Übung zehnmal, bevor Sie dann eine einminütige Pause einlegen.

Sind beide Hüftgelenke betroffen, wiederholen Sie die Übung mit der anderen Seite. Insgesamt sollten Sie die gesamte Übung fünfmal täglich ausführen. Sind Sie trainiert, können Sie ein kleines Gewicht an Ihrem Knöchel befestigen, z. B. eine Gewichtsmanschette, die aber nicht schwerer als 250 Gramm sein sollte.

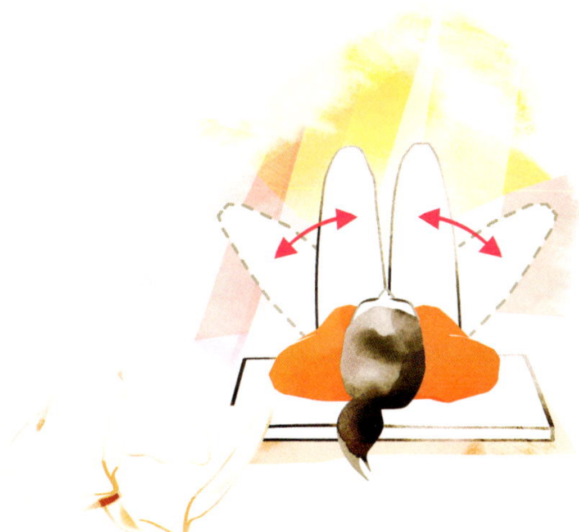

Haben Sie eine kraftvolle, abspreizende Hüftmuskulatur, schützen Sie Ihr Gelenk vor Fehlstellungen.

Wohltuende Traktionsmobilisation

Der Knorpel unserer Gelenke wird bei dem Wechsel von Be- und Entlastung mit Nährstoffen versorgt. Schauen Sie auf die Hüftgelenke: Auf ihnen ruht ständig ein Großteil des Körpergewichts, sodass die Knorpel selbst bei ruhigem Stehen unter Druck sind. Dabei wäre es besser, die Hüfte unter Zug zu setzen.

Was Sie tun können

Üben Sie Zug aus:

- Stellen Sie sich mit dem gesunden Bein leicht erhöht, z. B. auf einen kleinen Hocker, und legen Sie eine Gewichtsmanschette um den Knöchel des erkrankten Beins.
- Stellen Sie sich jetzt auf den Hocker, so hängt das erkrankte Bein frei und das Gewicht setzt die Hüfte unter Zug.
- Bewegen Sie nun das Gelenk: Lassen Sie das Bein leicht pendeln und kreisen, so kommt es zu der Traktionsmobilisation, das Gelenk wird unter Zug bewegt.
- Verstärken Sie die Übung mit Gewichten um den Knöchel (im Sportgeschäft für Gymnastik erhältlich) von 500–2000 Gramm.

Bei Hüftarthrose nur mit Keilkissen

Viele Personen, die unter einer Hüftarthrose leiden, müssen aus beruflichen Gründen längere Zeit des Tages in einer sitzenden Position verbringen. Je stärker sie dabei die Hüfte beugen und je länger sie in dieser Position verharren, umso höher wird der Schaden für das Hüftgelenk. Überlegen Sie sich, welche Tätigkeiten Sie zwingend im Sitzen, welche Sie vielleicht auch an einem Stehpult verrichten könnten. Vielleicht genehmigt Ihnen Ihr Arbeitgeber einen höhenverstellbaren Schreibtisch. Wechseln Sie oft die Position vom Sitzen zum Stehen.

Was Sie tun können

Trotz einer sorgfältigen Auswahl werden Sie das Sitzen nicht ganz vermeiden können. Nutzen Sie die einfache Unterstützung durch ein Keilkissen. Der Oberkörper richtet sich auf, die Hüfte streckt sich. Dieses Kissen entlastet Hüft- und Kniegelenk; gleichzeitig richtet es die Wirbelsäule auf.

Stemmen Sie sich hoch!

Wenn wir längere Zeit sitzen, stehen die Knorpelflächen von Knie und Hüfte unter hohem Druck. Meist sind die Gelenke 90 Grad oder mehr gewinkelt. Wenn Sie sich dann aufrichten, belasten Sie die lange schon unter Druck stehenden Knorpelregionen stark, da Sie das Körpergewicht aus einer ungünstigen Winkelstellung hochstemmen müssen.

Was Sie tun können

Helfen Sie sich, indem Sie die Arme auf den Stuhl oder die Sessellehne aufstützen und sich mit der Kraft der Arme hochstemmen. Das schont die Knie- und Hüftgelenke.

Thronen Sie auf der Toilette!

Toilettensitze besitzen oft eine sehr niedrige Sitzhöhe. So mancher Arthrosekranke spürt nach längerem Aufenthalt schmerzhaft, dass die Gelenke durch die starke Beugung belastet und geschädigt wurden. Dann hilft eine größere Sitzhöhe.

Was Sie tun können

Nun kann nicht jeder seine Toilette direkt umbauen. Einfache Abhilfe bringt dann ein Toilettenaufsatz. Diese stark verdickte Toilettenbrille können Sie auf die normale Toilettenbrille aufsetzen. Sprechen Sie mit Ihrer Krankenkasse, ob sie in Ihrem Fall einen Toilettenaufsatz als Therapiehilfsmittel verordnen kann.

Erbseneis für den Rollhügel

Verspüren Sie Schmerzen oder Druckschmerzen seitlich über dem Hüftknochen, dann leiden Sie wahrscheinlich an einer Reizung des sogenannten großen Rollhügels. Es handelt sich nicht direkt um eine Hüftgelenkerkrankung, sondern um eine Reizung eines am Oberschenkel gelegenen Knochenvorsprungs, des Trochanter major. Dieser große Rollhügel liegt seitlich in einem kleinen Grübchen am Oberschenkelkopf. Direkter Druck auf den Rollhügel oder eine verstärkte Muskeldruckeinwirkung können diesen Reizzustand auslösen. Manchmal tritt er auch zusammen mit einer Hüftgelenkarthrose auf. Vor allem beim Schlafen in Seitenlage weichen Sie typischerweise dem Druckschmerz aus, was Ihre Nachtruhe stört.

Was Sie tun können

Vermeiden Sie eine punktförmige Belastung des großen Rollhügels, indem Sie in Rückenlage schlafen. Ebenso vermeiden Sie es, mit übereinandergeschlagenen Beinen zu sitzen. Tragen Sie keine hochhackigen Schuhe, denn auch das erhöht die Sehnenspannungen am Rollhügel. Ist der Rollhügel oder der Schleimbeutel gereizt helfen lokale Kältebehandlungen.

Tipp Folgendes Hausrezept hat sich als günstig in der Tiefenwirkung bewährt: Trocknen Sie Erbsen und breiten Sie sie auf einem Tablett aus. Gefrieren Sie die Erbsen und füllen Sie sie anschließend in einen Gefrierbeutel. Sie haben nun eine stark tiefenwirksame Kältepackung, die sich ideal an den Oberschenkel anschmiegt. Zwischen Gefrierbeutel und Haut legen Sie bitte ein dünnes Geschirrhandtuch, damit keine Erfrierungen entstehen. Lassen Sie diese Kältepackung ca. zehn Minuten täglich wirken.

Benutzen Sie lieber den Fahrstuhl!

»Steigen Sie öfter die Treppen auf und ab und unterlassen Sie das Fahrstuhl- oder Rolltreppefahren«, so lautet der gut gemeinte Ratschlag des Mediziners, der vor allem die Anregung des Herz-Kreislauf-Systems und die Fitness im Blick hat.

Bei Knie-, Hüft- und Sprunggelenkarthrose sind jedoch das Treppauf- und noch stärker das Treppab- sowie das Bergauf- und Bergabgehen eine erhebliche Belastung für die Gelenke. Insbesondere die abwärts gerichtete Stoßbelastung durch das Auffangen des Gewichts entwickelt hohe Drücke auf den Knorpel. Viele Betroffene spüren beim Treppabgehen deutliche Schmerzen.

Was Sie tun können

Für Sie gilt die Ausnahme von der Regel – benutzen Sie lieber den Fahrstuhl oder die Rolltreppe und gehen Sie nicht unnötig treppauf/treppab.

Knorpelmassage für die Kniegelenksknorpel

Ein Gelenk ist die Verbindung zwischen zwei Knochen. Knochen ihrerseits sind harte, unelastische Gewebe, die bei zu hoher Kraft- oder Stoßeinwirkung Schaden nehmen können. Daher sind die gelenknahen Knochenanteile mit einer Knorpelschicht überzogen – Knorpel ist elastisch und zusammendrückbar.

Der Nachteil ist aber: Das Innere des Knorpel wird nicht mittels Blutgefäßen versorgt, sondern durch eine Art Flüssigkeitsaustausch über Druck und Entlastung. Das ähnelt dem Zusammendrücken eines Schwamms im Wasser. Daher ist es für den Knorpel unabdingbar, dass er regelmäßig zusammengedrückt und wieder entlastet wird. Das darf allerdings nicht plötzlich und hart, sondern sollte möglichst sanft geschehen. Und das passiert vor allem bei Bewegungen, die weich und sinusförmig sind.

Was Sie tun können

Eine ideale Belastung ist das Fahrradfahren. Dabei ruht das Gewicht auf dem Sattel, Ihre Gelenke belasten Sie relativ weich und fließend. Darüber entsteht ein dynamisches Zusammendrücken und Lösen des Knorpels. Ähnlich geeignet sind auch Kraulschwimmen und das Bewegen auf einem Cross-Trainer. Ebenso führt fließendes Gehen mit weich gedämpften Schuhen zu einem rhythmischen Belasten und Entlasten. Ihr Knie wird diese Knorpelmassage genießen!

Was Sie meiden sollten

Völlig ungeeignet sind harte und plötzliche Druckbelastungen. Beispiele sind etwa das Herabspringen aus großer Höhe, harte Richtungswechsel (z.B. beim Squash oder beim Hallenhandball). Denn bei diesen stoßenden Bewegungen hat der Knorpel nicht genug Zeit, sich zu verformen und die einwirkende Kraft aufzufangen. Den gleichen Unterschied finden Sie beim Gehen in Schuhen mit gedämpfter Sohle und solchen, die z.B. eine harte Ledersohle haben und mit denen Sie über einen ebenfalls harten Untergrund gehen – die gedämpfte Sohle überträgt die Kraft weich und sinusartig, die harte über einen plötzlichen Stoß. Die erste Variante wirkt positiv auf den Knorpel, die zweite eher schädlich. Erste Knorpelschäden zeigen sich häufig etwa als Knirschen im Knie. Oder Sie spüren z.B. ein Stechen im Knie, wenn Sie die Treppe schnell hochspringen oder Sie bemerken Knieschmerzen nach stärkeren Belastungen wie längerem Wandern. Auch eine Schwellung am Knie kann ein erstes Anzeichen für einen Schaden im Inneren sein. Gönnen Sie Ihrem Knie daher täglich eine Massage, es wird es Ihnen danken und länger funktionstüchtig bleiben. Seien Sie sensibel und reagieren Sie früh!

Tipps für ein starkes Knie

Das Kniegelenk ist ein kompliziertes »Rollgleitgelenk«. Nur, wenn alle Strukturen reibungslos zusammenspielen, läuft es – im sprichwörtlichen Sinne.

Die Kniegelenkarthrose, d. h. der Verschleiß des Kniegelenks, wird auch Gonarthrose genannt. Wie sie entsteht, erfahren Sie im Folgenden:

Das Kniegelenk setzt sich aus mehreren Abschnitten, dem inneren Gelenkabschnitt, dem äußeren Gelenkabschnitt und dem Gelenkabschnitt hinter der Kniescheibe zusammen. Diese Abschnitte können einzeln oder gemeinsam betroffen sein. Bei einer einseitigen Verschleißsymptomatik kommt es – sofern der innere Gelenkanteil betroffen ist – zu einer zunehmenden O-Bein-Verformung des Kniegelenks. Ist dem entgegengesetzt nur der äußere Anteil belastet, kommt es zu einer zunehmenden X-Bein-Stellung. Je stärker die Fehlstellung des Gelenks ist, desto eher schreitet die Arthrose voran.

Da das Kniegelenk unter starker Längsbelastung steht – es trägt das Körpergewicht – kommt es bei Aufrauhungen des Knorpelbelags zu knirschenden Symptomen im Kniegelenk. Dies ist häufig das erste Anzeichen, das der Patient spürt.

Ist die Kniescheibenrückfläche betroffen, so sind zunächst insbesondere kraftvolle Beugungen und Streckbewegungen des Kniegelenkes schmerzhaft, wie z. B. beim Treppauf- und Treppabgehen.

Die Ursachen für eine Kniegelenkarthrose sind vielfältig. Neben familiären Häufungen, bei der eine genetische Ursache zugrunde liegt, sind auch Fehlbelastungen durch Beinachsenverbiegungen häufig.

Verletzungen des Kniegelenks, häufig durch sportliche Aktivitäten, können sowohl Verletzungen im Bereich des Knorpels wie im Bereich des Innen- oder Außenmeniskusses oder der Bänder herbeiführen.

Jedes dieser Gelenkteile hat wichtige Aufgaben. Wird seine Funktion durch eine Verletzung herabgesetzt, so ist die Entwicklung einer Arthrose häufig die Folge. Auch Stoffwechselstörungen, wie z. B. Gicht und Fehlbelastungen, wie z. B. durch Übergewicht, können eine Arthrose begünstigen.

All dies führt dazu, dass ca. fünf Millionen Deutsche an einer Kniegelenkarthrose leiden. Schreitet die Arthrose weiter voran, so kommt es zu vermehrten Schmerzen mit zunehmender Einsteifung des Gelenks und auch Begleitentzündungen. Das Kniegelenk schwillt an und es sammelt sich Flüssigkeit im Gelenk. Die Diagnose wird typischerweise durch ein Röntgenbild gestellt.

Bereits im Frühstadium treten bei Knorpeloberflächenschädigungen Symptome auf, diese sind jedoch im Röntgenbild nicht zu erkennen.

Hier empfiehlt sich eine sogenannte Kernspinresonanztomografie, d. h. eine Schichtuntersuchung des Gelenks, die auch den Knorpel und die Menisken darstellt. Gerade bei Kniegelenkarthrose wird sehr rasch zu operativen Maßnahmen geraten. Dabei besitzt gerade das Kniegelenk exzellente Voraussetzungen dafür, arthrotische Veränderungen durch nichtoperative Maßnahmen rückgängig zu machen oder zumindest die Symptome dadurch zu mildern.

Zähneputzen hilft dem Knie

Vielfach mangelt es in der Praxis an der Regelmäßigkeit des Trainings. Achten Sie darauf, dass Sie die Muskulatur in kleinen Portionen immer wieder beanspruchen – zum Beispiel morgens und abends.

Was Sie tun können

Nutzen Sie daher das Zähneputzen zum regelmäßigen Training der Beinmuskulatur in einer Position, die die Lendenwirbelsäule entlastet. Stellen Sie sich aufrecht an das Waschbecken, die Beine etwa hüftbreit auseinander. Gehen Sie nun leicht in die Knie. Stellen Sie sich jetzt auf die Zehenspitzen, lassen Sie sich langsam auf den planen Fuß herab und stellen Sie sich anschließend auf die Ferse. Danach führen Sie die Bewegung in umgekehrter Reihenfolge durch, also Ferse – plane Fußstellung – Zehenspitzen. Durch die Kombination mit dem regelmäßigen Zähneputzen fällt es leichter, diese Übungen wirklich zweimal am Tag kurz durchzuführen.

Hinken Sie beim Treppengehen!

Wer eine Kniearthrose hat, spürt bei Belastungen im Alltag oft Schmerzen. Insbesondere bei Arthrosen der Knie- und der Kniescheibengelenke treten Schmerzen auf, wenn sich die Kraft entfaltet. Und vor allem, wenn Sie das Gelenk strecken oder beugen trotz erhöhter Reibung. Denn wir benötigen kraftvoll angespannte Muskeln, um uns dosiert abwärts bzw. aufwärts zu bewegen. Außerdem gerät das Knie in eine zunehmende Beugestellung.

Was Sie tun können

Gehen Sie beim Treppabgehen mit dem erkrankten Knie voraus und halten Sie dabei das Gelenk steif. Das gesündere Bein führen Sie nach. Umgekehrt verfahren Sie beim Treppaufgehen: Dann setzen Sie zunächst das gesunde Bein auf die höhere Stufe und führen das erkrankte Bein – ebenfalls in steifer Haltung – nach. Hinken Sie bei Kniegelenkarthrose also mit dem erkrankten Bein. Nutzen Sie zusätzlich das Treppengeländer: Ziehen Sie sich beim Aufwärtsgehen hoch und stützen Sie sich beim Abwärtsgehen darauf ab.

Skilanglauf statt alpines Skifahren

Während Sie für den Skilanglauf gleichförmige, harmonische Bewegungen benötigen, ist das alpine Skifahren von plötzlichen Richtungsänderungen, hohen Stoßbelastungen und ungünstiger Körperhaltung geprägt. Außerdem beansprucht die typische Hockhaltung das Kniescheibengleitlager, also den Knorpel, extrem. Der Fahrer muss ständig eine hohe Muskelspannung aufrechterhalten und übt darüber einen hohen Druck auf die Knorpel aus. Alpines Skifahren ist daher bei bereits bestehenden Knie- und Hüftarthrosen nicht zu empfehlen. Moderne Carvingski allerdings reduzieren diese Belastung.

Was Sie tun können

Wählen Sie stattdessen den Langlauf, er fordert die Beuge- und die Streckmuskulatur gleichmäßig. Die Federung im Ski und die Dämpfung im Schnee vermeiden Stoßbelastungen des Knorpels vollständig. Die gleichförmigen, sinusartigen Belastungskurven wirken sich sogar fördernd auf den Knorpelstoffwechsel und die Knorpelfestigkeit aus.

Korrigieren Sie die Spur!

Autofahrern ist bekannt, dass einseitiges Abnutzen der Reifen sie schneller zerstört. Das ist dann ein Fall für die Werkstatt. Denn: Nutzt sich der Reifen einseitig – z. B. außen – ab, wird die Spur des Reifens geändert, was die weniger abgenutzte Seite stärker belastet.

Was Sie tun können

Wenn Sie eine Kniearthrose haben, lassen Sie feststellen, ob die Innen- oder die Außenseite des Knie- oder Sprunggelenks stärker betroffen ist. Liegt eine einseitige Abnutzung vor, korrigieren Sie die »Spur«.

Ist die Kniegelenkinnenseite vermehrt abgenutzt, verteilt ein erhöhter Schuhaußenrand die Belastung auf den gesünderen Knieaußenbereich. Liegt eine Valgusgonarthrose vor, d. h., die Außenseite des Kniegelenks ist stärker abgenutzt, sollten Sie eine Schuhinnenranderhöhung tragen. Auch moderne Orthesen können je nach Bedarf die Kniegelenkinnen- oder -außenseite entlasten.

Diese gibt es für eine direkte Korrektur am Knie oder indirekt am Sprunggelenk zum unauffälligen Tragen im Schuh.

Beachten Sie die 90-Grad-Regel!

Die Belastung des Kniegelenks ist abhängig von seiner Stellung. Die niedrigste Knorpelbelastung erreichen Sie, wenn Sie das Gelenk in leichter Beugestellung halten. Mit zunehmender Beugung steigt die Knorpeldruckbelastung an. Bei etwa 90 Grad wächst der Druck explosionsartig an, selbst wenn Sie das Gelenk ansonsten nicht belasten.

Sie kennen sicher das Erlebnis, sich nach längerer kniender Tätigkeit »wie eingerostet« zu fühlen, das Strecken des Kniegelenks wird schmerzhaft. Das Knie schreit förmlich nach Hilfe.

Was Sie tun können

Gehen Sie bei Tätigkeiten, die Sie im Knien verrichten müssen, in eine »90–90«-Haltung. Dann ruht ein Knie mit einem weichen Polster (wie beim Fliesenleger!) auf dem Boden, während Sie

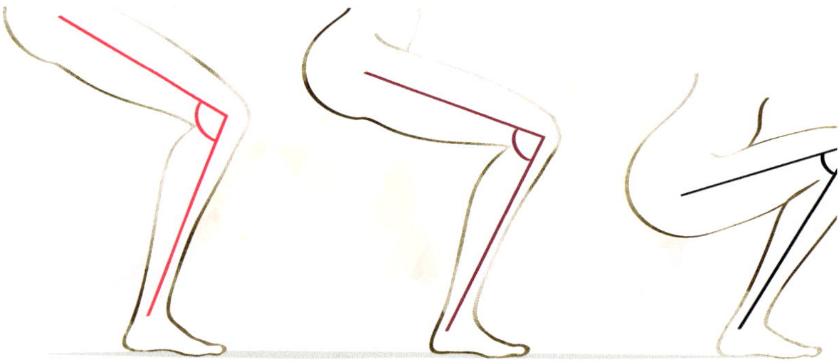

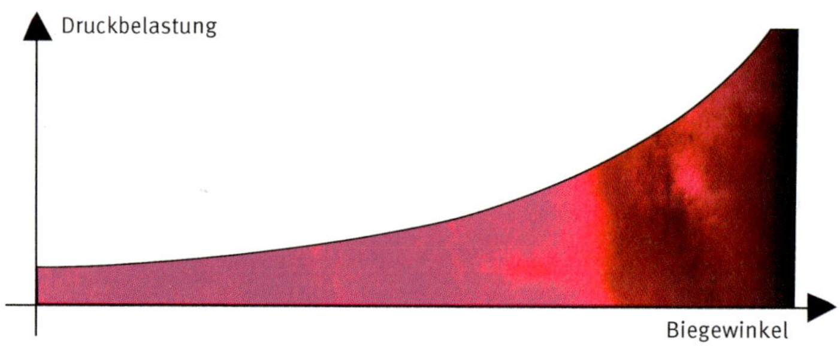

« Mit zunehmender Beugung wächst der Druck auf das Kniegelenk explosionsartig an.

das andere Bein mit dem Fuß aufsetzen. Mit dieser Haltung erreichen Sie maximal eine 90-Grad-Beugehaltung in Knie und Hüfte.

Füße immer zum Vordermann!

Wir sind oft gezwungen, längere Zeit auf engen Sitzgelegenheiten zu verweilen, sei es im Reisebus, im Kino oder im Konzert. Oft wird der Platz zusätzlich dadurch eingeengt, dass die Lehne des vorderen Sitzes leicht nach hinten gelehnt ist. Fast automatisch nehmen wir die Füße unter unseren eigenen Sitz, um mit dem beengten Raumangebot zurechtzukommen. Immer wieder beugen wir das Knie auf über 90 Grad und bringen die Kniescheiben in hohen Anpressdruck. Diese Stellung beeinträchtigt den Knorpelstoffaustausch und führt zu direkten Schäden an den Kniescheiben.

Was Sie tun können

Strecken Sie die Beine aus und legen Sie die Füße dem Vordermann unter den Sitz. So vermeiden Sie die hohe Kniebeugung und umgehen direkte schädigende Einflüsse auf die Kniescheibe.

Training nur mit der Knierolle

Ein verschlissenes Kniegelenk braucht eine gute muskuläre Führung, um den Knorpel zu schonen. Wichtig ist vor allem, die kniestreckende Muskulatur (besonders den vierköpfigen Oberschenkelmuskel, Musculus quadriceps femoris) zu stabilisieren.

Was Sie tun können

Nehmen Sie sich daher täglich 15 Minuten Zeit für eine Übung. Zum Beispiel immer dann, wenn die »Tagesschau« läuft. Das macht es für Sie einfacher, regelmäßig zu einer bestimmten Zeit etwas für Ihre Knie zu tun:

- Legen Sie sich auf die Couch, schieben Sie sich eine Knierolle unter das Knie und befestigen Sie eine 500 Gramm schwere Gelenkmanschette um die Knöchel. Im Kniegelenk haben Sie dann einen Beugungswinkel von ca. 20 Grad.
- Aus dieser Beugung heraus strecken Sie das Kniegelenk bis das gesamte Bein gerade ist, halten die Position kurz und lassen den Unterschenkel langsam wieder ab.

Bitte machen Sie die Kraftübungen für die kniestreckende Muskulatur niemals aus mehr als 30-Grad-Beugung heraus.

Richtiges Heben bei Kniearthrose

In der Rückenschule lernen wir, Lasten vom Boden möglichst rückenfreundlich aufzuheben. Der Rücken bleibt dabei gestreckt, wir gehen ganz in die Hocke, nehmen das Gewicht körpernah und richten uns aus der Hocke auf. Dabei übertragen wir die Belastung überwiegend auf das Kniegelenk.

Was Sie tun können

Leiden Sie unter einer Kniearthrose und haben gleichzeitig einen gesunden Rücken, dann vergessen Sie die Tipps der Rückenschule bitte schnell. Dann ist es günstiger, sich zu bücken und die Last der Wirbelsäule zu übertragen, da sie die Belastung besser toleriert als das erkrankte Kniegelenk.

» Für Menschen mit Arthrose gilt: Heben Sie aus dem Rücken heraus und nicht aus den Beinen.

Fehlerhaftes Stretching führt zu Knorpelschäden

Wir müssen unsere Muskulatur regelmäßig dehnen, um Muskelverkürzungen und -verhärtungen vorzubeugen und die Muskeln geschmeidig und elas-

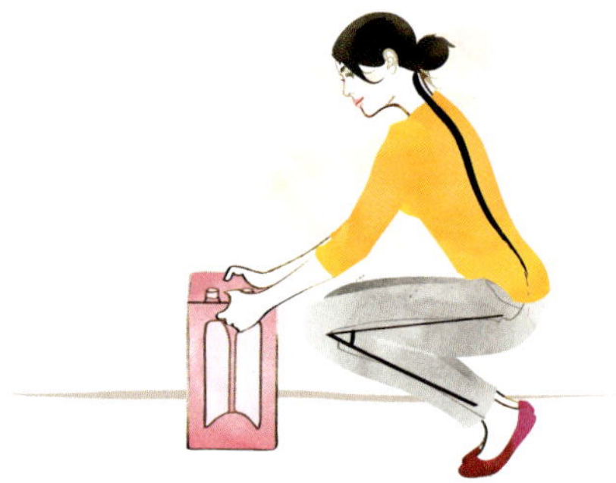

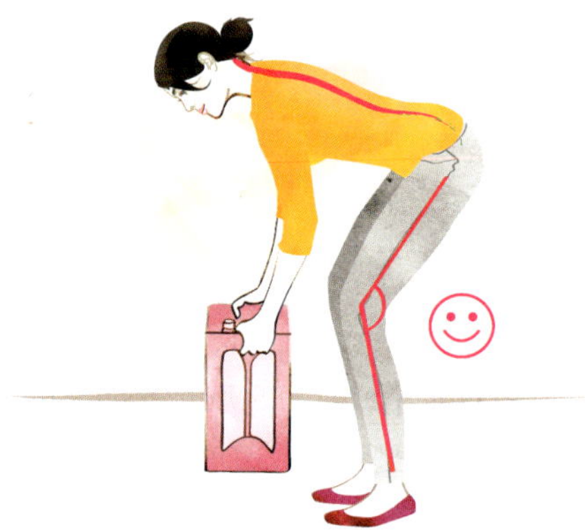

tisch zu halten. Wenn Sie Sport treiben, sollte Dehnen vor und nach jeder sportlichen Aktivität dazugehören. Der kraftvolle Kniestreckmuskel neigt besonders dazu, zu verhärten und zu verkürzen. Gerade beim Dehnen dieses Muskels passieren gern Fehler, die die Knorpel schädigen können. Wer seinen vorderen Oberschenkelmuskel dehnen möchte, muss das Hüftgelenk strecken und das Kniegelenk beugen. Bedauerlicherweise wird dieses Stretching häufig in extremer spitzwinkliger Beugung des Kniegelenks gemacht – verstärkt oft dadurch, dass man den Knöchel mit der Hand umfasst. Die Belastung des Knorpels und des Meniskus im Kniegelenk steigt mit zunehmender Beugung.

Was Sie tun können

So geht es besser: Überstrecken Sie die Hüfte leicht. Beugen Sie den Oberkörper leicht nach hinten und überstrecken Sie den Oberschenkel ebenfalls leicht nach hinten. Anschließend beugen Sie das Kniegelenk auf maximal 90 Grad. Dabei empfiehlt es sich, den Knöchel nicht mit der Hand zu umfassen, sondern eventuell mit zwei Fingern in die Schuhfersenkappe einzuschlüpfen und somit nur den Schuh zu fixieren. Schieben Sie das Becken nun nach vorn. Dadurch vermeiden Sie eine extreme Beugung des Kniegelenks und dehnen dennoch sehr effizient den vorderen Oberschenkelmuskel.

Venengymnastik bei Kniearthrose

Wer eine Arthrose hat, braucht unbedingt eine optimale Nährstoffversorgung und eine ausreichende Entfernung der Schlackestoffe aus dem Gelenkbereich. Das setzt einen optimalen Blutfluss voraus. Krampfadern im Bereich des Beins vermindern aber den Blutabfluss und den Abtransport des sauerstoffarmen, schlackestoffreichen Bluts. Der Druck in den Kapillaren ist erhöht, und Flüssigkeit wird im Gewebe eingelagert. Ein schweres Krampfaderleiden geht oft mit Arthrosen einher. Der Fachmann spricht von einem phlebo-arthrotischen Syndromkomplex.

Was Sie tun können

Behandeln Sie konsequent Krampfadern. Machen Sie mehrfach täglich eine Venengymnastik, z. B. das altbekannte Fahrradfahren in Rückenlage, Hochlagern der Beine, Wechselduschen, Kneippbäder. Tragen Sie Kompressionsstrümpfe.

Gut zu Fuß!

Die Füße sind das Fundament unseres Körpers. Starke Fußgelenke sind deshalb wichtig Stabilität und Mobilität. Behandeln Sie Ihre Füße pfleglich!

Ein Bett für den Fuß

Im Lauf unseres Lebens gehen wir viele Millionen Schritte. Bei jedem Schritt ruht das gesamte Körpergewicht auf einem Fuß. Die gesamte Auftrittsfläche des Fußes beträgt bei optimaler Nutzung ca. 10–15 Zentimeter im Quadrat. Beim Aufsetzen des Fußes überträgt sich die Belastung stoßartig auf den Fuß, nur das dünne Fußsohlenpolster dämpft sie. Fehlstellungen der Füße führen außerdem dazu, dass oft falsche, für Belastungen nicht geeignete Regionen belastet werden oder die Belastungsfläche noch weiter verringert wird. Wird die Kraft auf den ganzen Fuß verteilt, ist das optimal.

Während unser Fuß eigentlich mit harmonischen Rundungen und Formen ausgestattet ist, ist es erschreckend, wie oft Schuhe nur mit einer dünnen planen Sohle als Auftrittsfläche versehen sind. Die Belastungen übertragen sich punktförmig und eine weitere Dämpfung der Stoßbelastung findet kaum statt.

Was Sie tun können

Für den Fuß ist eine gleichförmige Auflage optimal, d. h., ein Schuh sollte wie ein Abdruck eines Fußes sein. Vergleichen Sie das gerne mit einem Schlüssel, der in ein Schloss passt. Darüber hinaus empfiehlt sich, vor allem auf eine hohe Dämp-

fung des Fußbettes, besonders im Fersenbereich, zu achten – das verringert die Energie, die auf den Fuß beim Auftreten einwirkt und federt den Stoß weich ab.

Auch der Mensch braucht Stoßdämpfer

Wenn Sie laufen, übertragen sich die Stöße beim Aufsetzen des Fußes, ausgehend vom Fersenbein, über den Mittelfuß und das Sprunggelenk auf Knie-, Hüft- und Wirbelsäulengelenke.

Tragen Sie einen weichen Schuh, z. B. einen Sport- oder Joggingschuh, federt er die Aufprallenergie ab. Das kann die Stoßbelastung über die Hälfte reduzieren. Was bei einer durchschnittlichen Schritthäufigkeit von 4500–5500 Schritten pro Tag eine Menge ausmacht.

Was Sie tun können

Natürlich können Sie nicht immer einen Sportschuh tragen. Lassen Sie sich von einem Orthopädieschuhmacher einen Pufferabsatz im Fersenbereich einbauen – das dämpft die Stöße erheblich. Alternativ nutzen Sie ein Fersenpolster aus Silikon. Achten Sie auch darauf, wie Sie gehen: Betrachten Sie den schleichenden, schwingenden Gang einer Katze und das plumpe, stampfende Gangbild eines Elefanten. Seinen Sie die Katze: Nutzen Sie die Abrollbewegung des ganzen Fußes.

Murmeln und Salz für den Fuß

Leider können Sie den Fuß schlecht schonen oder entlasten, da er schon beim Stehen oder Gehen das Körpergewicht tragen muss. Die kleinen Fußmuskeln verhärten und die Beweglichkeit des Fußes wird eingeschränkt.

Was Sie tun können

Gönnen Sie Ihren Füßen die Wohltat eines Murmelsolebades. Besorgen Sie sich eine Schüssel, in die beide Füße nebeneinander passen, Glasmurmeln und Meersalz. Füllen Sie die Schüssel zu zwei Dritteln mit warmem Wasser (38–40 Grad) und lösen Sie je Liter Wasser vier Esslöffel Meersalz auf. Bedecken Sie den Boden der Schüssel mit Murmeln und stellen Sie Ihre nackten Füße darauf.

Führen Sie 10–15 Minuten kreisende Bewegungen mit dem Fuß aus. Der hohe Salzgehalt wirkt reizdämpfend und abschwellend auf angestrengte Gelenke. Die Glasmurmeln wirken wie eine Massage und mobilisieren den Fuß.

Schmetterlinge für den Fuß

Eine der häufigsten Fußfehlstellungen ist der Senk-Spreiz-Fuß. Dabei verliert der Fuß das für die Vorfußfederung notwendige sogenannte Quergewölbe. Die Belastungen des Vorfußes ruhen dann nicht mehr auf dem ersten und dem fünften Zehenballen, sondern, wie meist schmerzhaft bemerkt, auf den Ballen der zweiten, der dritten und gelegentlich der vierten Zehe.

Der Betroffene spürt dann meist, dass das Abrollen im Vorfußbereich schmerzhaft ist oder auch ein Brennen unter dem Vorfuß auftritt.

Was Sie tun können

Probieren Sie die sogenannte Schmetterlingssohle aus. Diese Sohle leitet die Belastungen beim Gehen in die dafür ausgelegten Gelenke des ersten und fünften Mittelfußköpfchens ab. Zusätzlich können Sie eine weiche Vorfußsohle tragen. Hilfreich ist auch oft, den Mittelfußknochen mittels einer sogenannten Pelotte abzustützen – das ist ein tropfenförmiges Polster. Beides können Sie auch kombinieren.

Vermeiden Sie hohe, schmale Absätze!

Frauen sind der vermeintlichen Schönheit zuliebe zu manchen Opfern bereit, insbesondere die Schuhmode nimmt oft keine Rücksicht auf die Bedürfnisse der Gelenke. Hohe Absätze stellen geradezu eine Vergewaltigung der Fußgelenke dar. Vor allem Betroffene mit Mittel- und Vorfußarthrosen kennen diese Schmerzen. Außerdem sind schädigende Wirkungen auf das Kniegelenk und die Lendenwirbelsäule bekannt.

Liegt bereits eine Arthrose von Sprung- oder Kniegelenk vor, sind eine stabile Gang- und Standphase unabdingbar. Hohe Absätze behindern die natürliche Dämpfung des Schrittes. Die Wadenmuskulatur verkürzt sich, Sie müssen die vorderen Kniestreckermuskeln wesentlich stärker anspannen und das belastet den Knorpel des Kniegelenks.

Darüber hinaus stehen Sie auf hohen Absätzen in einem verstärkten Hohlkreuz und erhöhen damit den Knorpeldruck auf die Gelenke der Lendenwirbelsäule und belasten die Bandscheiben. Bereits bestehende Verschleißschäden verschlimmern sich rasch.

Was Sie tun können

Wenn Sie eine Arthrose haben, verzichten Sie bitte auf hohe, schmale, spitz auslaufende Absätze. »Stilettos« bringen den Fuß in ein instabiles Gleichgewicht und die Muskulatur ist gezwungen, mit ständigen kleinen Ausgleichsbewegungen, insbesondere in der Phase des Auftritts, für Stabilität zu sorgen.

Wählen Sie Schuhe mit einem niedrigen und breiten Absatz. Bei schweren Formen der Arthrose mit Instabilitäten der Gelenke empfiehlt es sich sogar, durch einen Orthopädieschuhmacher Absatzverbreiterungen anbringen zu lassen – das ist ein zusätzlicher Stabilitätsfaktor für das Gelenk. Denn nur Stabilität schützt die Gelenke.

Zügeln Sie Ihren Fuß!

Arthroseerkrankungen des Sprunggelenks und des Mittelfußes führen zu schmerzhaften Einsteifungen und Fehlstellungen im Gelenk. Wichtig ist, dass Sie kontinuierlich die Muskulatur mobilisieren, um die Bewegung zu steigern.

Was Sie tun können

Was Sie brauchen, ist ein starkes Gummiband, z. B. ein sogenanntes Theraband (Trainingsgummiband):

- Setzen Sie sich auf ein Sofa, beugen Sie das Knie und bilden Sie mit dem Gummiband eine Schlaufe, in die Sie den Fuß hineinstecken.
- Mit beiden Händen ziehen Sie nun gleichmäßig und kontinuierlich Ihren Fuß nach oben.

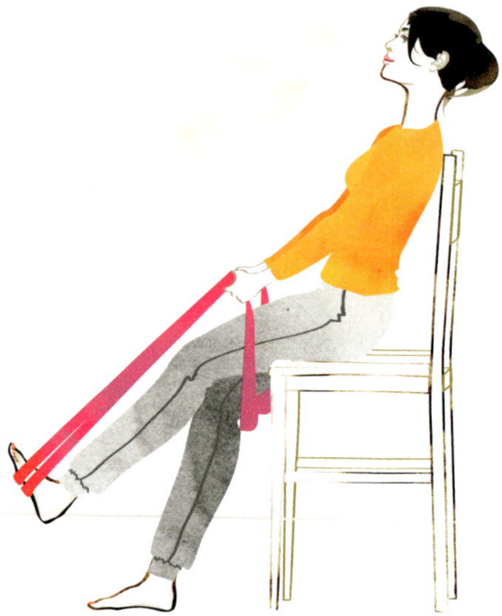

Diese kleine Übung können Sie bequem abends im Sitzen trainieren – oder im Sommer auch überall.

- Aus dieser Beugestellung heraus führen Sie weiche Gegenbewegungen mit dem Fuß sohlenwärts aus.
- Anschließend lassen Sie locker und dehnen erneut mit dem kopfwärts gerichteten Zug des Gummibands die hintere Wadenmuskulatur und mobilisieren das Sprunggelenk.

Auf die Sohle kommt es an

Eine Arthrose des Großzehengrundgelenks führt im Lauf der Zeit dazu, dass das Gelenk einsteift. Dann ist es Ihnen nicht mehr möglich, das Grundgelenk abzurollen. Sie merken das besonders, wenn Sie barfuß auf hartem Untergrund laufen oder Schuhe mit harten Ledersohlen tragen.

Beim Laufen rollen wir den Fuß über die gesamte Fläche ab. Zunächst setzen wir die Ferse, dann kurzfristig den Mittelfuß und zum Abstoßen die Vorfuß-, die Großzehenballen und die Großzehe auf. Wenn wir uns abstoßen, überträgt sich die Kraft über die Großzehe und die Großzehenballen, zudem wird das Großzehengrundgelenk überstreckt.

Bei Arthrosen ist diese Streckung verringert, sodass der Druck auf den Knorpel steigt. Laufen Sie barfuß, erfolgt die vollständige Abrollung in der Großzehe und die Kraftübertragung erfolgt ungedämpft.

Was Sie tun können

Wenn Sie eine Arthrose im Grundgelenk der Zehe haben oder er etwas versteift ist leiden, laufen Sie niemals barfuß: Das Barfußlaufen strapaziert das Großzehengelenk. Durch eine weiche, gut gedämpfte Sohle können Sie einen Teil dieses Abrollmechanismus in die Schuhsohle verlagern und das Großzehengelenk entlasten.

Um Ihr Gelenk zusätzlich zu entlasten, können Sie eine einfache Abrollhilfe unter dem Schuh tragen wie sie bei Sport- und Joggingschuhen zu finden ist. Sie bringen eine Abrundung – vergleichbar den früher verbreiteten Tintenlöschern – im Vorderbereich des Fußes an, sodass die Abrollbelastung nicht mehr im Großzehengelenk, sondern im Fuß stattfindet. Diese tintenlöscherförmige Abrollhilfe können Sie auch als Abrollsohle bei jedem Schuh nachträglich aufbringen.

Hilfen für den großen Zeh

Eine typische Fehlstellung der Großzehen bei einem Senk-Spreiz-Fuß und auch bei der Arthrose des Großzehengelenks ist der sogenannte Hallux valgus. Das ist eine nach außen gerichtete, winkelförmige Fehlstellung der Großzehe im Großzehengrundgelenk. Durch diese Stellung ziehen die Zugkräfte der Sehnenmuskeln in die falsche Richtung, sodass sich die Fehlstellung selbst verstärkt. Das Ergebnis: Die Fläche zur Kraftübertragung ist verringert und die Wirkung der gleichen Kraft auf eine kleinere Fläche bedeutet eine höhere Belastung pro Millimeter im Quadrat.

» Diese kleine Übung können Sie bequem abends im Sitzen trainieren – oder im Sommer auch überall.

Was Sie tun können

Sie benötigen nur einen breiten Gummiring: Legen Sie beide Füße nebeneinander mit der Ferse auf den Boden. Wickeln Sie

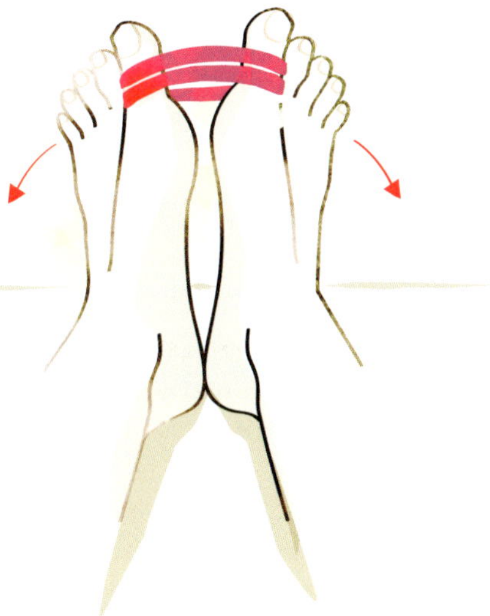

einen Gummiring um die beiden Großzehen, sodass diese durch das Gummi miteinander verbunden sind, und lassen Sie jetzt die Füße mehrmals langsam nach außen kippen. Diese einfache Übung wirkt der Großzehenfehlstellung – dem Hallux valgus – entgegen. Können Sie dadurch Ihre Beschwerden nicht beseitigen, hilft Ihnen vielleicht ein Zehenspreizer. Das sind vorgefertigte Kunststoffteile, die Sie wie einen Keil zwischen die Großzehe und die zweite Zehe schieben, sodass Sie die Fehlstellung korrigieren. Bei schweren Fällen können Sie sich die Zehenspreizer individuell anfertigen lassen oder Sie nutzen eine Nachtkorrekturschiene. Das Ziel ist immer: Die Zugrichtung der Sehnen und Muskeln korrigieren und so die größtmögliche Fläche zur Kraftübertragung im großen Zehengelenk herstellen.

Machen Sie es im Kellnerschritt!

Beim Bergauf- und – noch stärker – beim Bergabgehen entscheidet die Drehstellung der Füße über die Kraftübertragung und damit über die Gelenkbelastung. Haben Sie schon einmal einen Kellner beobachtet? Wenn Sie die Füße betrachten, bilden sie ein nach vorn offenes V. Der Profi nutzt die bestmögliche Drehstellung der Füße aus.

Was Sie tun können

Wie finden Sie die beste Stellung der Füße? Stellen Sie sich zunächst so hin, dass Ihre Füße parallel nebeneinanderstehen. Jetzt drehen Sie zunächst einen Fuß nach außen, sodass sich ein Öffnungswinkel von etwa 20 Grad bildet, in gleicher Weise drehen Sie den zweiten Fuß. In diesem V-förmigen Winkel von ca. 40 Grad sollten Sie vor allem dann gehen, wenn stärkere Gelenkbelastungen beim Bergauf- oder Bergabgehen auf Sie zukommen. Eine bessere Kraftübertragung schont Ihre Gelenke nachhaltig.

Service

Adressen

Deutsche Arthrose-Hilfe e. V.
Postfach 11 05 51
60040 Frankfurt/Main
Service-Telefon:
Montags bis freitags
8–12 und 12.30–16 Uhr
Tel. 0 68 31/94 66 77
Fax 0 68 31/94 66 78
E-Mail: service@arthrose.de
www.arthrose.de

Deutsches Arthrose-Forum
www.deutsches-arthrose-forum.de

Selbsthilfe-Forum von Betroffenen für Betroffene und deren Angehörige mit diversen Angeboten zum Erfahrungsaustausch und mit umfangreichem Informationsmaterial zur Arthrose.

Deutsche Rheuma-Liga Bundesverband e. V.
Maximilianstraße 14
53111 Bonn
Tel. 02 28/76 60 60
Fax 02 28/76 60 620
E-Mail: bv@rheuma-liga.de
www.rheuma-liga.de

Die Landes- und Mitgliedsverbände der Deutschen Rheuma-Liga bieten Hilfe zur Selbsthilfe. Unter der angegebenen Homepage finden Sie die Adressen der Landesverbände.

Service

Mechanische Auswringhilfen für Putzlappen sind weit verbreitet und kostengünstig. Es gibt zwei unterschiedliche Systeme: zum einen semipro Professionelle Systeme ab etwa 80 €, die den Putzlappen bzw. Wischmopp mechanisch ausquetschen (DELTA-V GmbH, www.delta-v.de), zum anderen kleinere Haushaltshilfen, wobei der Wischmopp in einen Konus eingedrückt und so ausgepresst wird (Vileda-Wischmopp-Programm).

Liebe Leserin, lieber Leser,

hat Ihnen dieses Buch weitergeholfen? Für Anregungen, Kritik, aber auch für Lob sind wir offen. So können wir in Zukunft noch besser auf Ihre Wünsche eingehen. Schreiben Sie uns, denn Ihre Meinung zählt!

Ihr TRIAS Verlag

E-Mail-Leserservice
kundenservice@trias-verlag.de

Lektorat TRIAS Verlag
Postfach 30 05 04
70445 Stuttgart
Fax: 0711 89 31-748

Hilfe zur Selbsthilfe bei Arthrose

Wer mit einer rheumatischen Erkrankung wie Arthrose auf Dauer leben muss, der benötigt Informationen, Hilfe und Unterstützung: in der medizinischen Betreuung und im Alltag. Aus diesem Grund wurde 1970 die Deutsche Rheuma-Liga als Hilfs- und Selbsthilfegemeinschaft rheumakranker Menschen gegründet.

Mit großem Erfolg: Viele Tausend Mitglieder sind ehrenamtlich aktiv: Sie informieren neu Erkrankte, schaffen Beratungs- und Betreuungsangebote, organisieren Arztvorträge und vieles mehr.

Mit rund 300 000 Mitgliedern ist die Deutsche Rheuma-Liga der größte deutsche Patientenverband. Die Beiträge und Spenden der Mitglieder bilden das Fundament für das breite Spektrum der Leistungen. Alle Angebote sind speziell auf rheumakranke Menschen zugeschnitten. Ob Arthrose, rheumatoide Arthritis, Fibromyalgie oder eine der zahlreichen seltenen rheumatischen Erkrankungen – die Deutsche Rheuma-Liga ist für alle da.

Sie schafft Möglichkeiten der Begegnung und des Austauschs, z. B. in Gesprächsgruppen oder Stammtischen, Elternkreisen oder Treffen für junge Rheumatiker. Und sie versorgt rheumakranke Menschen mit allen wichtigen Informationen, z. B. im Internet oder durch die Zeitschrift »mobil«.

Besonders beliebt unter Arthrosebetroffenen sind Kurse zur Schmerzbewältigung und sportliche Bewegungsangebote, z. B. Walking oder das sogenannte Funktionstraining. Es findet als Trocken- oder Warmwassergymnastik meist zweimal pro Woche statt. Ein Ziel des Funktionstrainings ist es, zur Bewegung trotz Schmerzen anzuleiten. Die Therapeuten sorgen dafür, dass die Gelenke beweglich bleiben ohne zu große Belastung.

Gerade das Miteinander in der Gruppe, der regelmäßige Austausch und die gegenseitige Motivation helfen, mit den Folgen der Erkrankung und den Einschränkungen, die sie mit sich bringt, besser zurechtzukommen.

Die Deutsche Rheuma-Liga tritt auch in der Gesundheits- und Sozialpolitik für die Interessen ihrer Mitglieder ein und engagiert sich in Forschungsprojekten.

Viele gute Gründe, die Deutsche Rheuma-Liga kennenzulernen, oder?

Wir freuen uns auf Sie!

Stichwortverzeichnis

Bibliografische Information der Deutschen Nationalbibliothek
Die Deutsche Nationalbibliothek verzeichnet diese Publikation in der Deutschen Nationalbibliografie; detaillierte bibliografische Daten sind im Internet über http://dnb.d-nb.de abrufbar.

Programmplanung: Simone Claß
Redaktion: Sabine Josten, Bochum
Bildredaktion: Nadja Giesbrecht

Umschlaggestaltung und Layout: CYCLUS Visuelle Kommunikation, Stuttgart

Bildnachweis:
Umschlagfoto vorn: Holger Münch, Stuttgart
Fotos im Innenteil: Holger Münch, Stuttgart
Zeichnungen: Nina Tiefenbach, Berlin
Die abgebildeten Personen haben in keiner Weise etwas mit der Krankheit zu tun.

4. Auflage 2017

1., 2. und 3. Auflage TRIAS Verlag
in MVS Medizinverlage Stuttgart GmbH & Co. KG

Printed in Germany

Satz und Repro: Fotosatz Buck, Kumhausen
Gesetzt in Adobe InDesign CS6
Druck: AZ Druck und Datentechnik GmbH, Kempten

Gedruckt auf chlorfrei gebleichtem Papier

ISBN 978-3-432-10233-7

Auch erhältlich als E-Book:
eISBN (PDF) 978-3-432-10234-4
eISBN (ePub) 978-3-432-10235-1

1 2 3 4 5 6

Wichtiger Hinweis: Wie jede Wissenschaft ist die Medizin ständigen Entwicklungen unterworfen. Forschung und klinische Erfahrung erweitern unsere Erkenntnisse. Ganz besonders gilt das für die Behandlung und die medikamentöse Therapie. Bei allen in diesem Werk erwähnten Dosierungen oder Applikationen, bei Rezepten und Übungsanleitungen, bei Empfehlungen und Tipps dürfen Sie darauf vertrauen: Autoren, Herausgeber und Verlag haben große Sorgfalt darauf verwandt, dass diese Angaben dem Wissensstand bei Fertigstellung des Werkes entsprechen. Rezepte werden gekocht und ausprobiert. Übungen und Übungsreihen haben sich in der Praxis erfolgreich bewährt.

Eine Garantie kann jedoch nicht übernommen werden. Eine Haftung des Autors, des Verlags oder seiner Beauftragten für Personen-, Sach- oder Vermögensschäden ist ausgeschlossen.

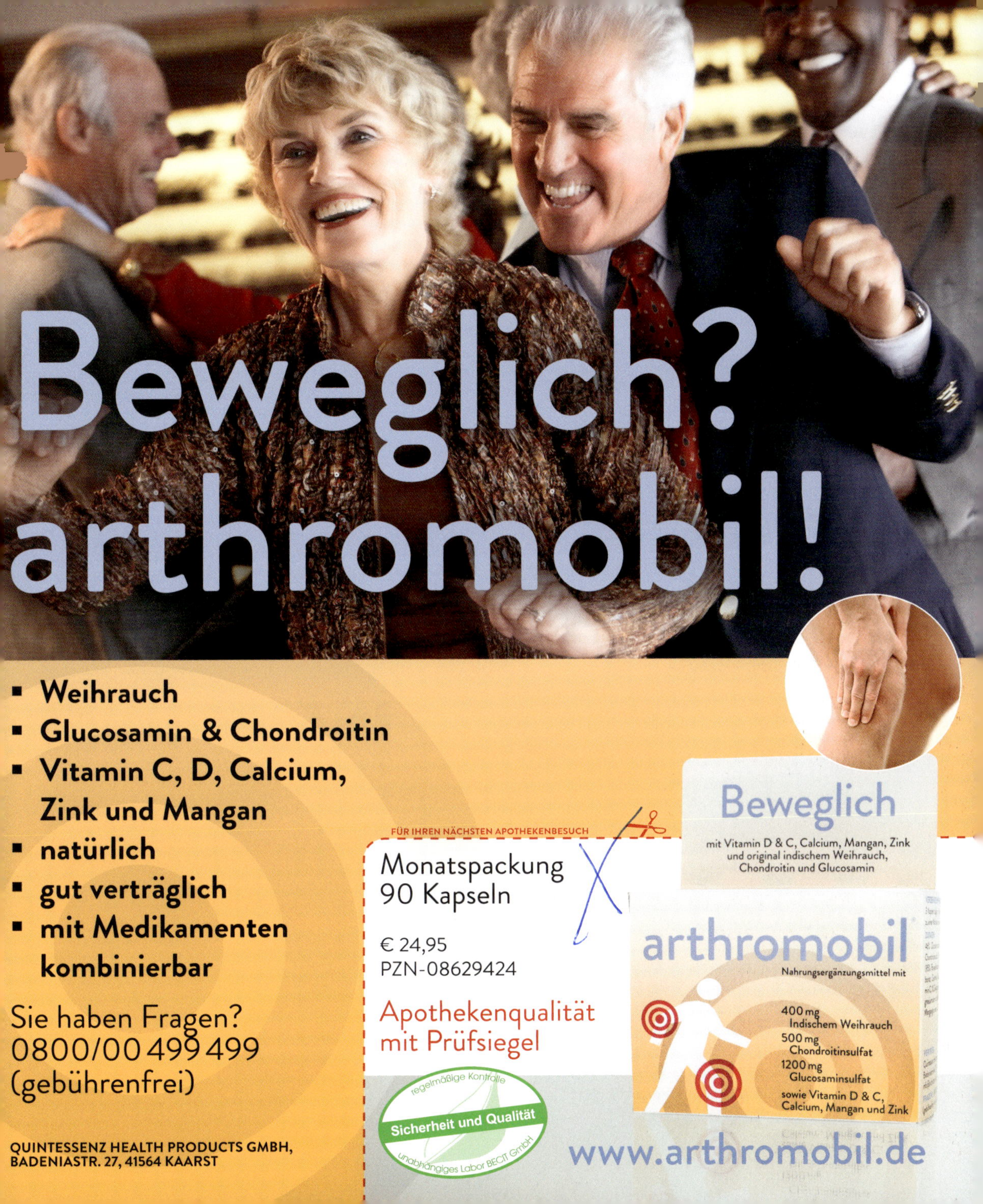
Beweglich?
arthromobil!
▪ Weihrauch
▪ Glucosamin & Chondroitin
▪ Vitamin C, D, Calcium, Zink und Mangan
▪ natürlich
▪ gut verträglich
▪ mit Medikamenten kombinierbar
Sie haben Fragen?
0800/00 499 499
(gebührenfrei)
QUINTESSENZ HEALTH PRODUCTS GMBH, BADENIASTR. 27, 41564 KAARST
FÜR IHREN NÄCHSTEN APOTHEKENBESUCH
Monatspackung
90 Kapseln
€ 24,95
PZN-08629424
Apothekenqualität mit Prüfsiegel
regelmäßige Kontrolle
Sicherheit und Qualität
unabhängiges Labor BECIT GmbH
Beweglich
mit Vitamin D & C, Calcium, Mangan, Zink und original indischem Weihrauch, Chondroitin und Glucosamin
arthromobil
Nahrungsergänzungsmittel mit
400 mg Indischem Weihrauch
500 mg Chondroitinsulfat
1200 mg Glucosaminsulfat
sowie Vitamin D & C, Calcium, Mangan und Zink
www.arthromobil.de

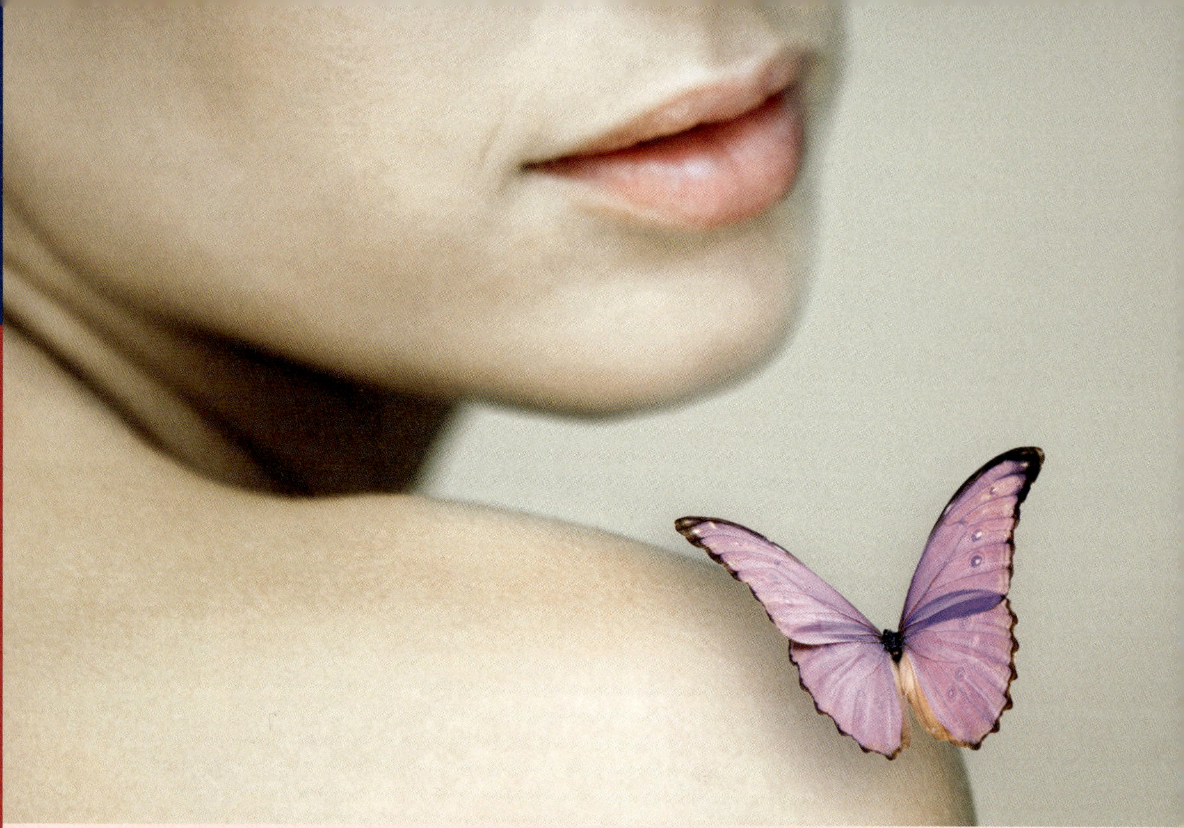

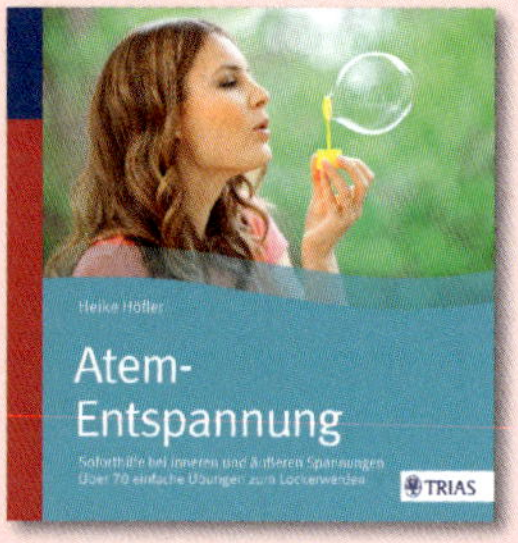
Heike Höfler
Atem-
Entspannung
TRIAS

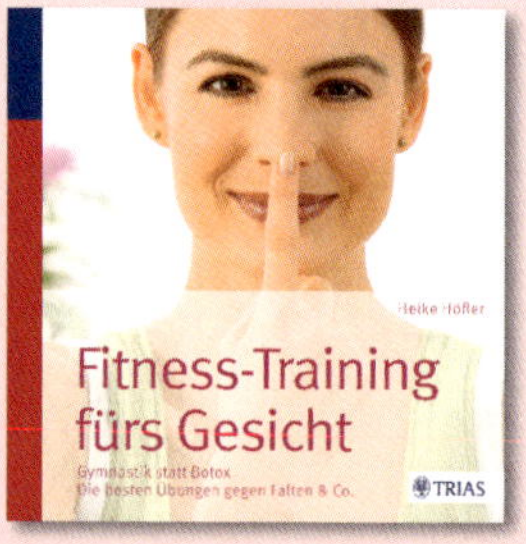
Heike Höfler
Fitness-Training
fürs Gesicht
TRIAS

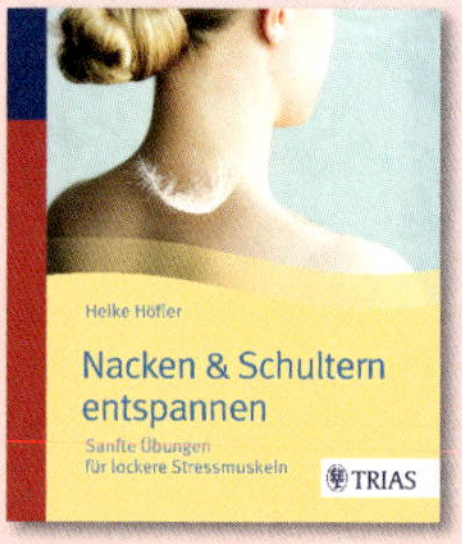
Heike Höfler
Nacken & Schultern
entspannen
Sanfte Übungen
für lockere Stressmuskeln
TRIAS

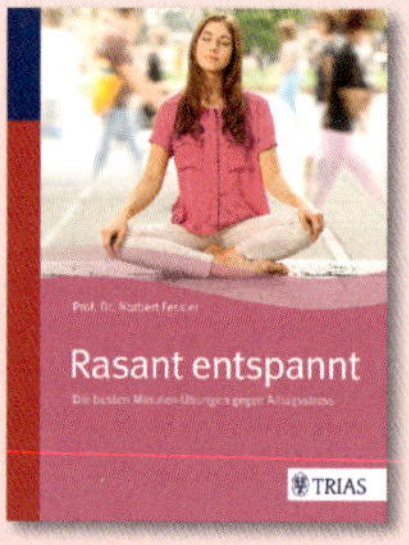
Rasant entspannt
TRIAS